AF344093

# TRAITÉ
# DE L'ANATOMIE
## DU CERVEAU.

# EXPLICATION DU FRONTISPICE.

Cette Estampe représente la Médecine conduite par l'Etude à de nouvelles observations anatomiques. La Peinture est prête à dessiner les divers organes du corps humain, et des Elèves viennent s'instruire à leur Ecole.

Le Génie des Sciences éclaire cette scène, et les statues des Dieux de la Médecine forment, avec les ouvrages des trois plus grands Médecins, les accessoires du Tableau.

---

Les planches relatives à ce Traité, forment le deuxième volume de cet ouvrage, et sont au nombre de. . . . . . .  32 in-4°.

8 in-fol.

TOTAL . . . . . . .  40 planches.

---

NOTA. *Plusieurs figures qui font partie de la présente édition, peuvent être coloriées comme celles de l'édition originale, format in-fol., publiée par* VICQ D'AZYR, *dont il ne reste que très-peu d'exemplaires, qui se vendent de 140 à 150 fr.*

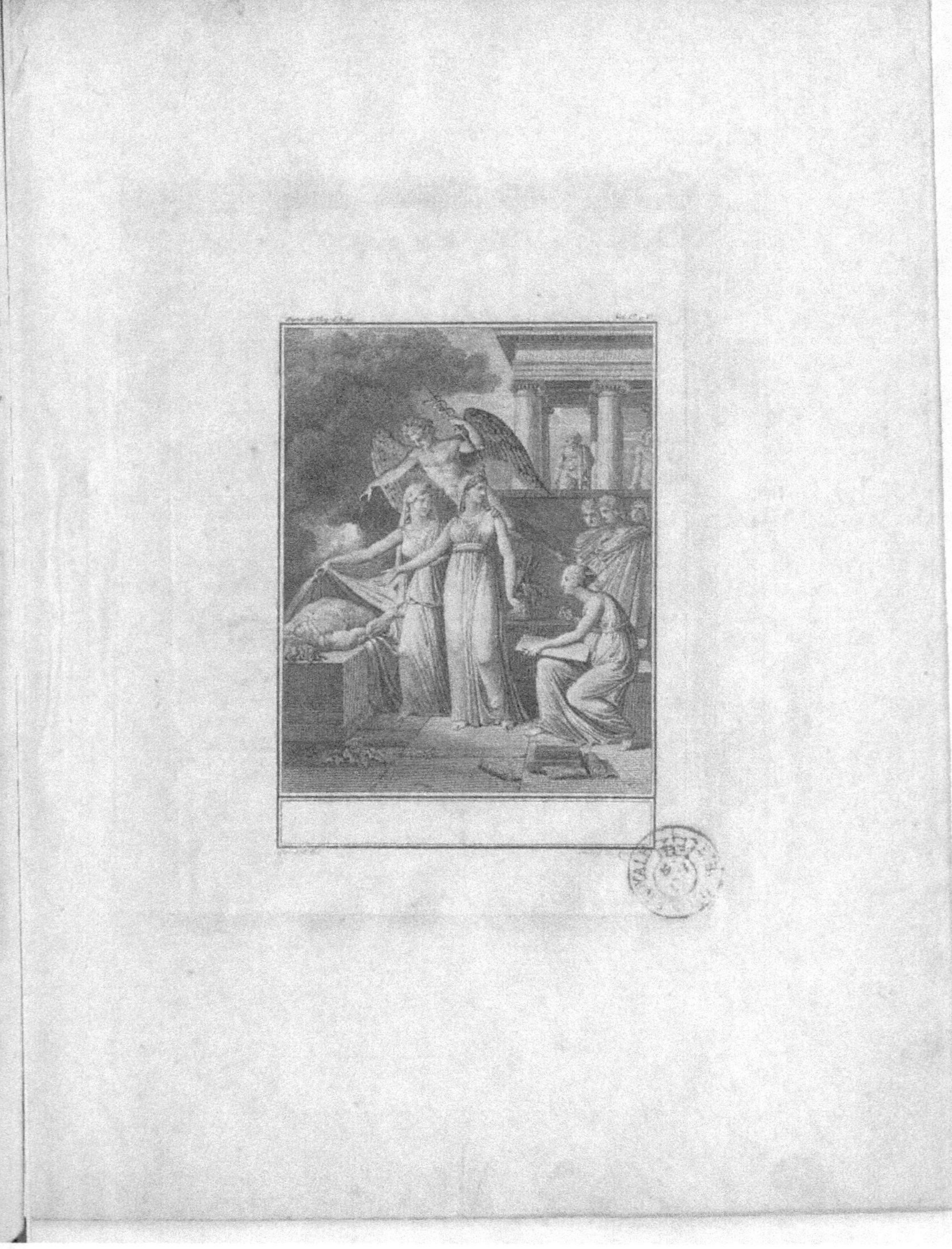

# TRAITÉ
# DE L'ANATOMIE
## DU CERVEAU,
### PAR VICQ-D'AZYR.

NOUVELLE ÉDITION.

Prix : Texte et planches.......................... 50 fr.

 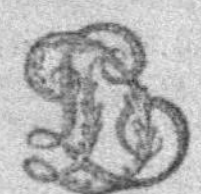

## A PARIS,
### CHEZ LOUIS DUPRAT-DUVERGER,
rue des Grands-Augustins, n.º 21.

1815.

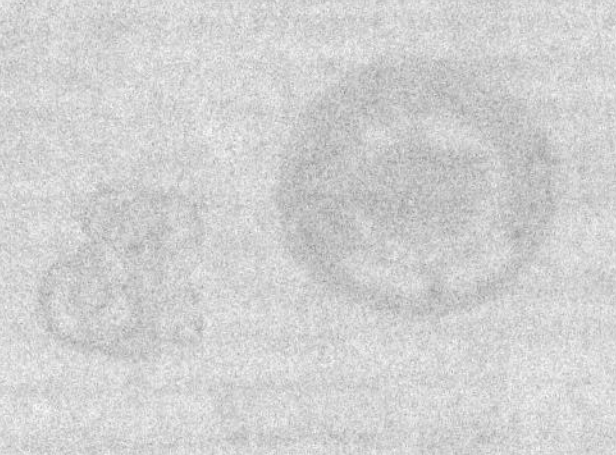

# TRAITÉ
# DE L'ANATOMIE
## DU CERVEAU.

## DISCOURS PRÉLIMINAIRE.

[ Par M. MOREAU ( de la Sarthe ). ]

Dans toute l'histoire de la Nature vivante, on ne trouve pas, peut-être, de partie plus digne d'être offerte aux méditations du philosophe, que l'histoire Anatomique et Physiologique du cerveau; les descriptions détaillées, les recherches minutieuses d'un esprit laborieux, et les grandes vues de l'écrivain le plus éloquent et le plus propre à embellir de tous les charmes du style les résultats qu'il tire des profondeurs de la science, s'appliquent à un aussi beau sujet. La poésie même peut en saisir quelques points de vue; et un poëte latin moderne (1) ne l'a pas essayé sans quelque succès.

---

(1) Le père Grillet, auteur d'un poëme ayant pour titre : *Cerebrum. Carmen.* Ce poëte n'a point invoqué Apollon, ni les Muses; il s'adresse à Prométhée, et suppose que le fils de Japet, soustrait à son affreux supplice, vient lui révéler les mystères et les merveilles de l'organisation cérébrale.

   « *Ecce caput ( caput illud erat quod dextra creatrix*
   « *Humanam cerebro meditans includere mentem,*
   « *Finxerat in molli gaudens præludere cerâ )*
   « *Inspice; quæ latebant meliori dona cerebro,*
   « *Hæc verò in docili manus ingeniosa locavit.* »

                     *Philipp. e. p.*

Cet intérêt puissant et général de l'étude anatomique du cerveau, et sa liaison avec les sciences morales, engagèrent sans doute Vicq-d'Azyr à en faire plus particulièrement le sujet de ses recherches. « Parmi les objets qui occupent l'anatomiste, dit Condorcet à cette occasion, il en est peu qui puissent inspirer autant d'intérêt aux hommes, même les plus étrangers à l'Anatomie. Le cerveau est l'organe par lequel nous recevons immédiatement nos sensations; il exerce dans toutes les opérations de la mémoire et de l'imagination, dans celles même qu'exécute l'esprit, dans les méditations les plus abstraites, des fonctions inconnues, mais dont il est impossible de contester l'existence. Les défauts dans la conformation des yeux, les changemens que l'œil éprouve influent sur la manière dont nous voyons les objets. Si l'œil s'affoiblit, nous voyons plus mal; si quelques-unes de ses parties sont détruites ou paralysées, nous cessons de voir. Notre âme cependant est restée la même; elle a perdu une de ses facultés, et sa nature n'a point changé.

« Le cerveau est précisément à la faculté d'imaginer et de penser, ce que l'œil est à la faculté de voir; de même que l'étude de l'œil et de l'oreille nous a éclairé, à quelques égards, sur notre manière de voir et d'entendre, peut-être un jour une connoissance plus approfondie du cerveau nous donnera des lumières utiles sur quelques-unes des opérations de l'esprit. »

L'état actuel des connoissances physiologiques peut-il répondre aux espérances de la philosophie, et répandre en effet quelques lumières sur la liaison de l'organisation du cerveau et des opérations intellectuelles?

N'osant pas traiter à fond une question aussi importante et aussi difficile, nous nous bornerons à rapprocher, dans ces considérations générales, quelques résultats et quelques données, que l'Anatomiste peut offrir au philosophe, sur la structure d'un organe que plusieurs motifs portent à regarder comme l'instrument principal de l'entendement, ou du moins comme le théâtre où paroissent se développer plus particulièrement les plus brillans phénomènes de la vie; la sensation, la mémoire, le jugement, l'imagination, en un mot, l'intelligence et la pensée.

Le cerveau est, de tous les organes, celui dont il importe le plus d'étudier la structure, lorsque l'on veut s'élever à des idées générales sur la nature d'un genre ou d'une espèce quelconque d'animal; ses principales dispositions étant constamment liées avec la sensibilité générale, l'énergie ou la foiblesse de l'instinct, la véhémence des appétits, la force des affections, l'étendue des facultés intellectuelles, et, en un mot, tout ce que l'on doit appeler le moral, les mœurs dans l'histoire physiologique de l'homme et des animaux.

Dans l'homme, la beauté de la tête et les proportions de l'enveloppe osseuse et extérieure suffisent pour annoncer la supériorité du cerveau.

Ainsi, la beauté des palais et des temples annonce la noblesse et la majesté des puissances qui les habitent.

La grande ouverture de l'angle facial forme un des principaux traits de cette beauté extérieure de l'enveloppe, où la nature a renfermé le cerveau chez l'homme, avec un soin et une réunion de moyens de défense et de protection, dont aucun autre organe n'est environné.

Cet angle facial est formé par l'écartement de deux lignes, dont l'une verticale passe par le point le plus saillant du front et par le bord des incisives supérieures, tandis que l'autre ligne, qui est horizontale, suit la direction de la base du crâne, et vient couper la ligne verticale au-dessous du bord inférieur des narines. Cet angle facial n'a guère plus de soixante degrés dans l'orang-outang. Il en a au moins soixante-dix à soixante quinze dans le nègre ou dans le calmouk, et quatre-vingt-cinq dans les individus de la belle race, ou race caucasienne. Il y a donc, entre le dernier des hommes et le premier des singes, un intervalle de dix degrés; et cet intervalle est immense, parce qu'il annonce une proportion beaucoup plus considérable de la région du cerveau, dont l'étendue paroit répondre à celle de l'intelligence, et en donne la mesure.

MM. Geoffroi et Cuvier ont classé les genres de la famille des singes suivant les différens degrés d'ouverture de ce même angle, qui varie de soixante à trente degrés, depuis l'orang-outang, que l'on a voulu comparer à l'homme, jusqu'au cynocéphale qui a toutes les habitudes du plus farouche et du plus brutal des quadrupèdes.

L'étendue et le développement du crâne, que l'on mesure ainsi d'une manière géométrique, contribuent sans doute à la beauté, en donnant à la tête la configuration la plus agréable, celle d'un ovale, qui, plus gros à sa partie supérieure, diminue insensiblement, et se termine avec grâce par la pointe du menton. Mais si on remarque que cette même disposition de la tête indique une capacité cérébrale et intellectuelle plus grande, on sentira aisément que ce caractère de la beauté humaine tire un nouvel effet de l'importance de ses rapports avec les facultés dont il indique la supériorité.

Les anciens artistes se seroient-ils donc élevés jusqu'à la connoissance de l'harmonie qui existe entre la beauté physique et la beauté morale? Et en agrandissant l'angle facial dans leurs figures idéales, auroient-ils pensé qu'une augmentation d'intelligence étoit annoncée par cette disposition extérieure?... Auroient-ils voulu signaler ainsi une nature supérieure et plus digne d'être adorée? — Nous ne déciderons point cette question; mais nous ne craindrons pas d'avancer que cette grande ouverture de l'angle facial n'est pas dans la nature, qui ne va pas au-delà de quatre-vingt-cinq degrés; et que le style grec a seul franchi cette limite dans l'idéal, en s'élevant jusques et au-delà de l'angle droit: caractère de beauté, dont Camper a si bien fait apprécier l'importance; caractère de beauté qui indique une intelligence supérieure, qui appelle, qui détermine les autres caractères d'une nature divine, (1) et que les anciens artistes ont constamment et exclusivement rapporté à cette nature, comme on peut le voir en comparant les têtes de Jupiter, de Vénus, avec celles des héros (2) et des grands personnages, dont les monumens antiques nous ont conservé le souvenir.

La disposition de l'enveloppe extérieure et solide du cerveau mérite donc de fixer toute l'attention du Physiologiste. Le résultat de son examen est un de ceux que l'Anatomiste doit plus particulièrement offrir au philosophe, en l'avertissant, toutefois, que s'il vouloit s'élever à quelques idées générales, et comparer le développement et l'étendue du crâne dans les diverses espèces d'animaux, il faudroit distinguer avec soin les causes qui relèvent la ligne faciale, sans augmenter réellement la capacité du crâne, ainsi qu'on le voit dans

---

(1) Le développement du crâne, mesuré par un angle de 90 degrés, détermine nécessairement la beauté de l'ovale de la tête, l'absence de tout renflement labial, la saillie élégante du nez, les justes proportions de la face, la position des yeux sur une ligne qui partage la face en deux parties égales, la majesté du front, etc., etc. Consultez dans l'ouvrage que j'ai publié sous le titre d'*Histoire Naturelle et d'Hygiène de la Femme*, le chapitre ayant pour titre: *Analyse Physiologique de la Beauté*, tom. 1, p. 511.

(2) Dans les têtes de Brutus, de Marc-Aurèle, d'Antonia, l'angle facial n'a que 85 degrés, ainsi que dans les autres bustes antiques.

la chouette, dont l'os du front, qui est très-épais, rend l'angle facial plus ouvert, et donne à cet animal un faux air de sagesse et d'intelligence qui nous
en impose.

Nous devons faire remarquer, en outre, que la mesure de l'angle facial
dont Camper s'est servi pour apprécier d'une manière géométrique l'intervalle que la nature a placé entre l'homme et les animaux, n'est applicable qu'à
l'espèce humaine et aux quadrumanes ; la plupart des quadrupèdes ayant des
sinus frontaux, dont le développement relève la ligne faciale beaucoup au-
delà de ce qu'exige la proportion du cerveau.

La comparaison de la proportion qui existe entre l'étendue du crâne et celle
de la face, au moyen d'une coupe verticale de la tête peut alors être substituée
à la méthode de Camper, et deviendroit indispensable, si, voulant réaliser
une des plus belles vues de Vicq-d'Azyr, on cherchoit à ranger sur une
même ligne toutes les capacités cérébrales qui, dans la suite du règne animal, semblent décroître comme l'industrie.

La configuration du crâne, sa solidité, la disposition de toutes les pièces
qui, dans cet admirable édifice, se soutiennent, se fortifient mutuellement,
velent les unes par les autres, et diminuent la véhémence des chocs par la
multiplicité des articulations, nous présentent d'autres objets qu'il importe
de remarquer et de considérer, relativement au cerveau, qui leur doit un asile
et des moyens de protection dont le nombre et la force répondent à l'importance de cet organe. Il faut aussi observer et comparer avec le plus grand soin
les rapports qui existent entre la capacité du crâne et la grandeur des ouvertures que l'on voit à sa base.

A mesure que la capacité cérébrale diminue, ces ouvertures augmentent ;
les cordons nerveux qui les traversent sont plus volumineux, les muscles
plus forts, les viscères plus énergiques, les appétits plus véhéments, les sens
plus actifs, et la vie purement animale, en général, plus développée, et presque en raison inverse de la vie intellectuelle et du cerveau.

Trois parties, le cerveau proprement dit, le cervelet, et la moëlle allongée, composent le cerveau.

On a essayé, mais vainement, de comparer la pesanteur du cerveau dans
l'homme, aux diverses époques de la vie, et dans les différentes classes d'animaux, parce qu'en général la balance et le compas s'appliquent difficilement

aux recherches physiologiques ; que le mouvement animal ne peut être calculé ; et que, dans toutes les circonstances où la structure organique se prête à la production des plus grands phénomènes de la vitalité, la nature se trouve dans un état de division et d'activité, qui la dérobe à tous nos moyens d'expérience et d'observation. (1)

Cependant les grandes différences dans le volume du cerveau offrent, ainsi que nous l'avons fait observer, plusieurs caractères très-importans.

En général, dans l'espèce humaine, le cerveau, quelle que soit sa pesanteur, est plus volumineux que dans les animaux, comme l'indique l'ouverture de l'angle facial, ou l'étendue de la capacité cérébrale dans un crâne coupé verticalement, pour comparer les *aires* de la face et de la tête proprement dite. Ce grand volume du cerveau, dans l'homme, est dû au développement de sa partie supérieure et convexe, qui s'aplatit et diminue dans la suite du monde animal, au point de s'amincir considérablement dans les oiseaux, et de disparoître dans les poissons, dont le cerveau n'offre qu'une réunion de petites masses séparées et plus étendues en longueur qu'en largeur.

Le cerveau offre aussi, dans l'homme, une structure que la nature paroît avoir travaillée avec plus de soin ; et l'on doit remarquer que toutes ses parties sont plus liées entr'elles ; que toutes les cavités et les reliefs plus nombreux, multiplient les surfaces sans augmentation de poids ; que la division des vaisseaux est portée à un point que l'imagination peut à peine concevoir ; et qu'enfin cet appareil, qui s'offre sous l'aspect, d'une masse en apparence homogène, doit être regardé comme le chef-d'œuvre de l'organisation.

Les nerfs qui sortent du crâne, et la région du cerveau qui en est l'origine, ont beaucoup plus d'étendue dans les animaux ; tandis que la partie la plus

---

(1) Ces expériences, sur le poids du cerveau, ont conduit aux résultats les plus illusoires. Un sapajou l'emporteroit sur l'homme sous ce rapport, son cerveau faisant la 22.ᵉ partie du poids total de son corps, tandis qu'il n'est que la 25.ᵉ de celui de l'homme. L'éléphant comparé, d'après la même disposition, aux autres animaux, seroit de beaucoup inférieur aux espèces de la même famille ; le lièvre et le mulet se trouveroient séparés par un espace immense, etc., etc.

*Voyez* l'*Anatomie comparée* de MM. Cuvier et Duméril, tom. 2, pag. 148 et suiv.

élevée de l'organe, celle qui forme les hémisphères, est beaucoup plus développée dans l'homme : différence très-importante à remarquer, et qui peut, toutes choses égales d'ailleurs, (1) donner la mesure de l'intelligence, de l'industrie et de la sensibilité.

Si on pénètre dans l'organisation cérébrale, pour en saisir et comparer les dispositions, on voit que quelques régions, quelques reliefs, sont plus développés dans les animaux que dans l'homme. (2)

La comparaison du cerveau, dans les différens individus de l'espèce humaine non affectés de maladie et bien conformés, n'a encore fourni aucun résultat dont la philosophie puisse s'enrichir. Un de ces hommes, qui portent les écarts de l'imagination dans les sciences, et dont les idées acquièrent quelquefois de la célébrité par leur bizarrerie, a avancé, cependant, vers la fin du dernier siècle, que le cerveau n'est pas un organe unique, mais un composé d'organes séparés et distincts, que l'on peut comparer dans différens individus, et dont les divers développemens expliquent la variété des facultés intellectuelles et industrielles, des penchans et des affections.

Suivant ce système, que l'on appelle le *Gallisme*, du nom de son auteur, la partie supérieure de la moelle-épinière seroit plus particulièrement l'organe de la force vitale ; deux proéminences, que l'on suppose placées non loin du trou occipital, serviroient d'organe à l'amour physique ; et l'amour plato-

---

(1) Je mets cette restriction, parce que la supériorité d'un sens, et les mœurs qui donnent plus de flexibilité à l'organisation, peuvent élever de beaucoup les facultés intellectuelles et morales d'un animal que les dispositions de son cerveau abaissent dans l'échelle des êtres vivans. C'est ce que l'on peut observer dans l'éléphant, le chien, ou même quelques oiseaux. Il me semble que les physiologistes doivent être portés à croire que dans les phénomènes de la sensibilité et de la pensée, le cerveau agit moins comme un organe spécial, que comme un moyen de communications actives et faciles entre toutes les parties du système nerveux. Dans cette hypothèse il seroit alors facile de mieux apprécier les effets de l'éducation, et d'expliquer pourquoi, malgré la petitesse de leur cerveau, certaines espèces d'animaux ont cependant une supériorité intellectuelle si marquée.

(2) Les tubercules quadrijumeaux augmentent dans les animaux, en raison de leur éloignement de l'homme. Les herbivores ont, suivant M. Cuvier, les régions, appelées *nates*, plus grandes que les *testes*, etc.

*Voyez Leçons d'Anatomie comparée*, par MM. Cuvier et Dumeril, tom. 2, p. 153.

nique, les tendres sentimens, le courage, la ruse, le penchant au vol, la mémoire, l'aptitude à la musique ou à la peinture, etc., pourroient également être rapportées à des régions particulières du cerveau, plus ou moins développées; ces différences seroient même exprimées à l'extérieur, et un Galliste ne verroit, dans une collection de crânes, que des monumens sur lesquels il liroit aisément les principaux traits de l'histoire des individus à qui ils auroient appartenu, ou, portant ses recherches dans la société, il reconnoîtroit, à l'inspection et à l'exploration des diverses têtes, les tempéramens les plus disposés à l'amour, à la tendresse, à la valeur, à la coquetterie, à la ruse, au vol, à la poésie, à la peinture, à la musique.

En appliquant à de semblables hypothèses les principes que Condillac a établis dans son *Traité des Systèmes* et la méthode qu'il emploie pour renverser les théories brillantes de Leibnitz et de Descartes, il est facile de voir que le Gallisme n'est pas fondé sur l'observation. L'indépendance et l'isolement des facultés intellectuelles, qu'il suppose, ne sont rien moins que prouvés. Des effets que l'on veut rapporter à certains organes, sont produits, dans quelques cas, par des causes accidentelles, et cessent avec leur action. Ainsi l'opium, pris à différentes doses, produit des effets très-différens sur les Orientaux, et leur donne spontanément de l'imagination ou du courage, de la fureur, ou même des penchans sanguinaires. Le bol opiatique que Kempfer prit dans un festin persan, lui fit éprouver des symptômes non moins extraordinaires, et, pendant son délire, il se crut porté à travers les espaces célestes et jusqu'aux demeures divines. Dans d'autres cas de délire et d'aliénation, les malades annoncent tout à coup des facultés et des dispositions que l'on n'avoit jamais remarquées. Chez des personnes dont la raison n'est pas dérangée, un état de souffrance, un mouvement fébrile, ou une affection nerveuse, suffisent même quelquefois pour donner plus de développement et d'énergie aux facultés intellectuelles.

Grétry avoue qu'une disposition semblable rendoit sa composition plus facile; que pour travailler il relisoit vingt fois les paroles qu'il vouloit peindre avec des sons; que dans cet exercice son imagination s'échauffoit, qu'ensuite ses yeux s'enflammoient, qu'il perdoit l'appétit, et qu'alors il faisoit un opéra en trois semaines ou dans un mois. Tous ces faits prouvent évidemment contre les Gallistes, que l'action nerveuse et la sensibilité sont susceptibles d'une foule de variétés et de modifications, que l'on ne doit pas expliquer par l'exercice alternatif d'organes particuliers. On peut ajouter à ces réflexions, que l'Anatomie n'a rien fait découvrir dans le cerveau qui puisse être regardé comme l'organe particulier d'une aptitude ou d'une faculté, et qu'il paroît même que M. Gall a négligé de se faire une idée exacte de ce que les Physiologistes entendent par un organe.

En effet, un organe n'est pas seulement une région particulière du corps animal, mais un assemblage d'élémens organisés, un appareil dont on connoît au moins en partie la structure, les propriétés vitales et les fonctions. L'estomac, le cœur, le foie, le poumon, sont des organes; mais on ne découvre rien de semblable dans le cerveau, qui se présente lui-même sous l'appareil d'un seul organe et d'un appareil, dont il paroît seulement que la nature a travaillé la structure avec un soin qui annonce l'importance des fonctions qu'elle lui a confiées.

Il paroît donc bien démontré que chez un certain nombre d'individus de la même espèce, les différences, dans la structure du cerveau, ne paroissent pas expliquer les variétés intellectuelles et morales; et une foule de faits, sans cesse observés par le physiologiste, prouvent d'ailleurs que tout ce qui tient à la cause organique de la vie, et de ses plus beaux attributs, tels que l'imagination et le sentiment, échappe en grande partie à nos moyens d'observation, et que l'anatomiste étant forcé de reconnoître, ainsi que le mathématicien, des infiniment petits, et des quantités incommensurables, il ne peut guère saisir, dans la structure d'un appareil quelconque, que les grands traits, les formes les plus saillantes et les moins propres à expliquer les variétés du sentiment et de la pensée.

Le cerveau, (1) considéré et comparé dans les différens âges, offre des résultats plus satisfaisans.

Cet organe est beaucoup moins considérable dans les vieillards; il est très-volumineux dans le fœtus, et fait environ la moitié de son poids, quoique ses fonctions paroissent très-bornées, ou même nulles, comme quelques faits

---

(1) Les acéphales se nourrissent et se développent, et quelques animaux des derniers rangs n'ont rien dans leur structure que l'on puisse comparer à un cerveau.

paroissent le faire croire, et qu'à cette époque de la vie, l'appareil cérébral ne soit encore, pour ainsi dire, que dans l'attente de l'acte, suivant l'expression éloquente et juste d'un physiologiste moderne; (1) opinion d'autant plus vraisemblable, que l'action cérébrale ne fait pas partie des fonctions qui constituent la vie du fœtus, et qu'elle est évidemment propre aux corps animés, que la nature ne borne pas aux phénomènes obscurs et limités d'une simple végétation.

On a recueilli un grand nombre d'observations sur les rapports des maladies et des dérangemens du cerveau, avec les facultés intellectuelles et leurs altérations. Morgagni, qui appliqua tant de sagacité et de zèle à ce genre de recherches, a cru pouvoir assurer que chez presque tous les fous maniaques, le cerveau, et surtout sa région appelée corps calleux, (*mezolobe*) avoit plus de consistance que dans l'état naturel. D'autres observateurs (2) citent des faits analogues. Tulpius a cru remarquer que dans le cerveau des idiots, les circonvolutions sont moins nombreuses, et la masse cérébrale moins développée. Plusieurs autres physiciens ont observé en outre un aplatissement bien sensible du crâne, et une diminution remarquable du volume de la tête, chez les idiots de naissance, tels que les crétins. (3) D'une autre part, des causes accidentelles, des coups, des chutes sur la tête, des commotions ont développé quelquefois tout à coup les facultés intellectuelles, en changeant les dispositions du cerveau. La mémoire s'est perdue à la suite d'un abcès dans quelque région du même organe. Haller a vu la démence occasionée par un ulcère du cervelet, etc.

Il faut cependant avouer que plusieurs altérations très-graves de l'esprit ont été observées chez des personnes, dont le cerveau a paru intact dans sa

(1) Bichat, *Anat. générale*, tom. 1, pag. 195.

(2) Bonnet, Lieutaud, Barrere. Grimaud, dans sa *Physiologie manuscrite*, admet, d'après une observation de Littre, un état spasmodique du cerveau. *Vid. op. c.* à la bibliothèque de l'École de Médecine de Paris, où je l'ai déposé.

(3) *Traité de la Manie*, par M. Pinel, tom. 122 et suiv.

L'auteur de cet estimable ouvrage m'a montré la tête d'une idiote morte à son hôpital, à l'âge de 13 ou 14 ans, et m'a fait remarquer que cette tête avoit à peine le volume de celle d'un enfant de trois ans.

structure, après la mort, (1) et reconnoître avec Baillou, que la cause même de la destruction semble s'être échappée avec la vie. (2) *Ac si cùm animâ mortis occasio evolasset.*

On seroit porté à penser que dans plusieurs circonstances, l'inégalité des deux hémisphères du cerveau peut s'opposer à la rectitude du jugement; que les couches optiques ne sont pas égales en volume et en activité, lors du strabisme; que ces mêmes parties doivent diminuer dans le cas d'une goutte sereine; que l'humidité des conduits demi-circulaires doit être moins abondante, pour occasionner la surdité des vieillards; et qu'enfin les développemens de l'intelligence et de la pensée, dans l'homme de génie, et chez le mortel hébété ou stupide, sont des effets trop différens pour que l'on ne cherche point à les rapporter à quelques particularités dans l'organisation du cerveau. Mais ici l'observation nous abandonne en grande partie; l'horizon des connoissances à acquérir devient immense, et l'on est forcé de reconnoître un terme que l'on ne peut encore atteindre, et en deçà duquel l'esprit est forcé de s'arrêter.

La structure du cerveau n'est pas malheureusement assez connue; et les éminences multipliées que l'on y découvre, les couches, les cavités, les diverses régions que l'on y remarque, n'ont pas d'usage bien distinct; on peut seulement assurer que leur arrangement est constant et régulier; que leur nombre, qui est très-considérable dans l'homme, multiplie les surfaces et étend le théâtre des fonctions cérébrales, sans augmentation de poids, et qu'enfin toutes ces parties, tous ces détails d'une économie, dont la nature

---

(1) *Voyez le Traité de la Manie*, par M. Pinel, pag. 152 et suiv.

L'auteur, qui est persuadé avec raison, que dans l'étude de la nature il faut trouver et ne rien imaginer, assure que sur trente-six ouvertures de cadavres, faits dans les hospices, il n'a rien remarqué dans l'intérieur du crâne, que ce que l'on observe à l'ouverture du corps des personnes mortes d'apoplexie, d'épilepsie, de fièvres ataxiques ou de convulsions.

Le professeur Dumas recommande aussi une grande circonspection dans les conséquences que l'on tire de l'examen anatomique du cerveau des aliénés. *Voyez ses Principes de Physiologie*, tome 2, pag. 19.

(2) Baillou, *Consult.* 71, pag. 249.

s'est occupée avec tant de prédilection , communiquent entre elles ; que les parties impaires sont au centre, et que toutes , suivant la remarque très-philosophique de M. Chaussier, semblent se diriger vers un foyer général et commun, l'origine des nerfs.

Cette origine forme la région moyenne du cerveau , et la partie de cet appareil la plus profonde et la mieux protégée.

Le cervelet ne fournit point de nerfs.

Tous les cordons nerveux qui se distribuent à la tête , ont leur origine au-dessus du pont de Varolle ( *mesocephale.* ) Les autres naissent au-dessous de cette région , et ont une structure analogue à celle des nerfs qui viennent de la colonne épinière.

Les nerfs olfactifs, et les nerfs optiques , viennent seuls du cerveau ; et l'on peut remarquer que les premiers sont très-importans pour les animaux, qu'ils dirigent dans leurs besoins et leurs appétits , tandis que le nombre, la variété des impressions et des émotions qui se rapportent à la vue , constituent dans l'homme la partie essentielle de la vie de relations , et contribuent plus particulièrement à la pensée.

On ne sait pas quelle est la nature du changement et des actions qui se passent dans le cerveau , lors des sensations et des mouvemens volontaires. On sait seulement que toutes les conditions d'une secrétion active et abondante , sont réunies dans cet appareil ; (1) que le sang qui y circule , y arrive presqu'à sa sortie du poumon , et sans avoir rien perdu des propriétés vivifiantes que la respiration lui a données; que la quantité de ce sang est très-considérable ; (2) qu'il se divise infiniment dans des vaisseaux dont les parois sont très-minces , sans tuniques celluleuses, et qu'après avoir servi à des élaborations et à des combinaisons dont nous ignorons la nature , il revient en traversant un appareil veineux particulier , et où tout se trouve disposé pour ralentir son cours.

Un mouvement intérieur et un développement d'irritabilité , sous l'in-

---

(1) Cet appareil est composé de veines très-flexueuses , sans valvules , remarquables par le nombre de leurs anastomoses , dirigées dans un sens contraire à celui des artères , et faisant système avec de vastes sinus.

(2) Elle forme le cinquième de la totalité du sang.

fluence stimulante du sang artériel, paroissent se développer dans le cerveau, et former une condition essentielle de la vie ; en sorte que si l'on ferme subitement, sur un animal vivant, les quatre troncs artériels qui sont placés à la base du crâne, on donne subitement la mort à cet animal. Il est naturel de penser que ces mouvemens du cerveau sont augmentés et dirigés plus particulièrement vers la partie la plus élevée de cet organe, lors d'un développement très-étendu de la pensée ; et que tout ce qui peut contribuer efficacement à cette augmentation, devient une cause d'excitement mental, d'inspiration, d'enthousiasme et même de délire, dans quelques fièvres ; ou par l'effet des boissons enivrantes ; au milieu des orages, des transports d'une violente passion, et des extases des prophètes et des visionnaires.

La foiblesse des mouvemens intérieurs du cerveau, lorsque l'action du cœur est tout à coup suspendue ou ralentie, fait tomber en syncope, et l'on peut remarquer dans ce phénomène, les rapports que la nature a établis entre la circulation et l'action du cerveau. Les expériences de Schliting semblent prouver en outre qu'il existe une force tonique dans cet organe. (1)

On chercheroit en vain à pouvoir assigner dans le cerveau le siége particulier de l'âme ou de la pensée ; c'est-à-dire, une région à laquelle on pourroit rapporter toutes les perceptions, leur rappel ou leurs combinaisons ; et la grande pinéale (2), le corps calleux (3), le centre ovale, (4) le cervelet (5), la moëlle allongée (6), et les ventricules, auxquels différens physiologistes ont accordé successivement une sorte de suprématie sensoriale, ne méritent pas cette distinction.

Les observations nous apprennent seulement que la partie la plus élevée,

---

(1) Schliting a observé que le doigt, introduit dans une plaie faite au cerveau d'un chien avec un stilet, étoit très-sensiblement serré, lors des convulsions que ce cruel essai faisoit éprouver à l'animal.

*Voyez Acad. des Sc.*, *Sav. Etrang.*, tome 1, pag. 120.

(2) Descartes.

(3) La Peyronie, Bonnet, Lancisi.

(4) Vieussens.

(5) Drelincourt.

(6) Mieg, Crusius, etc., etc. *Voyez* Haller, sa *Grande Physiologie* in-4, tom. 4.

les hémisphères du cerveau, doivent remplir un rôle essentiel dans les fonctions intellectuelles : les Physiologistes ne leur connoissant pas d'autre usage, et voyant, dans la suite du monde animal, le développement de ces parties affecté à un mode d'organisation plus parfait, et correspondant à la supériorité de l'intelligence. Les expériences physiologiques nous ont fait connoître en outre que quelques parties du cerveau remplissent, dans l'entretien de la vie, des fonctions qui ne sont pas également importantes ; que les blessures de la moëlle-épinière, entre la deuxième et la troisième vertèbre du cou, sont toujours mortelles ; qu'une légère pression du cervelet produit l'assoupissement, qu'elle occasionne des convulsions, si elle est plus forte ; (1) que la substance médullaire paroît beaucoup plus sensible que la corticale ; (2) et qu'enfin les hémisphères du cerveau sont plus impunément blessés ; que l'on peut même les enlever en partie, sans donner la mort, et qu'étrangère à une vie purement animale, cette région semble alors destinée à l'exercice de ce que la vie de relation a de plus noble et de plus élevé, le sentiment et la pensée. (3)

Nous bornerons nos vues préliminaires à ce petit nombre de considérations, qui pourra offrir quelqu'intérêt aux personnes trop étrangères à l'étude des sciences physiologiques et médicales, pour ne pas être effrayées de la profondeur et des détails des recherches de Vicq-d'Azyr. Ce célèbre anatomiste a rangé ses planches suivant l'ordre de la dissection, c'est à-dire avec le dessein d'avancer, dans ses différentes vues du cerveau, de la circonférence vers le centre. Nous n'avons fait aucun changement à cette distribution.

Nous avons, d'ailleurs, ajouté à l'histoire du cerveau de l'homme, un mémoire sur le cerveau des animaux (4)

---

(1) *Voyez* les *Expériences de Lorry*, *Mémoires de l'Académie des Sciences*, *Savans Etrang.*, tome 7.

(2) *Résultat des Expériences* de Swammerdam, Kaaw-Boerhaave, Petit, Zimmerman.

(3) Lorry a fait cette expérience, et Duverney a observé, sur un bœuf, une ossification des lobes du cerveau.

(4) Nous croyons devoir joindre à ce discours, la note suivante, sur quelques points de la structure du cerveau.

Le cerveau contenu, et comme retranché dans le crâne, a une forme qui dépend de cette cavité, c'est-à-dire, celle d'un ovoïde, dont la grosse extrémité est en arrière. Sa pesanteur spécifique, suivant le professeur Chaussier, est à celle de l'eau :: 1310 : 1000. Il forme environ la trentième partie du corps dans un adulte bien conformé, et la moitié de celui du fœtus avant terme.

L'inspection microscopique de son tissu propre y fait voir une grande quantité de globules, irrégulièrement arrondis, d'une grosseur inégale, et huit fois plus petits que les vésicules du sang.

Dans la substance blanche, les globules sont longitudinalement disposés, et se montrent avec l'apparence fibreuse; dans la cendrée ils sont confusément épars, ainsi que dans la substance même du nerf.

Des tranches très-minces de substance cérébrale, étant exposées à l'air, se desséchent, jaunissent, et prennent de la consistance; ce qui arrive également aux nerfs placés dans les mêmes circonstances. L'action de l'eau, et celle de l'air, produisent rapidement, par leur concours, la putréfaction de la substance cérébrale; et cependant les nerfs sont peut-être les parties de l'organisme les moins putréfiables, au point que souvent on les voit dans la gangrène humide, isolés et intacts, au milieu de différens lambeaux altérés et putréfiés. *Voyez* le *Mémoire de* MM. Moreau et Burdin, *sur la Gangrène humide des hôpitaux*, recueil périodique de M. Sedillot, t. 1, pag. 392.

Bichat attribue cette résistance au *névrilème*, qui enveloppe et protége les nerfs, et remarque à ce sujet que les nerfs olfactifs et auditifs qui paroissent dépourvus de névrilèmes se putréfient beaucoup plus promptement que les autres.

La coction durcit le cerveau, et lui donne une teinte grisâtre et terne, analogue à celle que l'on y a remarquée à la suite des fièvres malignes.

Les acides concentrés durcissent la substance du cerveau.

L'alcool produit un semblable phénomène, et sert à conserver cet organe, ainsi que les autres tissus mous et fongueux.

Le muriate de soude, dont on saupoudre des tranches de cerveau ou de nerfs pulpeux, augmente leur consistance. La dissolution très-chargée de muriate de mercure suroxigéné (sublimé corrosif), solidifie entièrement la substance cérébrale, et donnant l'aspect d'une sorte de sculpture aux parties du cerveau ainsi conservées, peut favoriser des recherches relatives à leur description.

Les alkalis dissolvent la substance cérébrale, qui d'ailleurs se convertit facilement en *adypocire*, dans toutes les circonstances où plusieurs des conditions nécessaires à une putréfaction complète, ne se rencontrant pas, les parties constituantes du cerveau réagissent les unes sur les autres, ainsi que M. Thouret l'a observé dans l'exhumation du cimetière des Innocens.

Les alkalis dissolvent et fluidifient promptement la substance du cerveau; les sucs digestifs paroissent avoir une propriété analogue, et cette substance est en général préférée et recherchée par tous les animaux carnaciers. M. Fourcroy a cru pouvoir conclure, des nombreuses recherches qu'il a faites sur le cerveau, que la pulpe médullaire étant une substance albumineuse demi-concrète, plus oxigénée que celle qui existe dans le sérum du sang, ne contenoit pas d'alkali à nu, et qu'elle étoit remarquable par la quantité d'eau qui entre dans sa composition, et qui contient en dissolution quelques phosphates.

Le même chimiste ajoute que l'on doit aussi regarder comme des caractères de la substance cérébrale, son endurcissement par l'alcool, sa dissolution dans les alkalis, et la facilité avec laquelle elle passe à l'état d'*adypocire*.

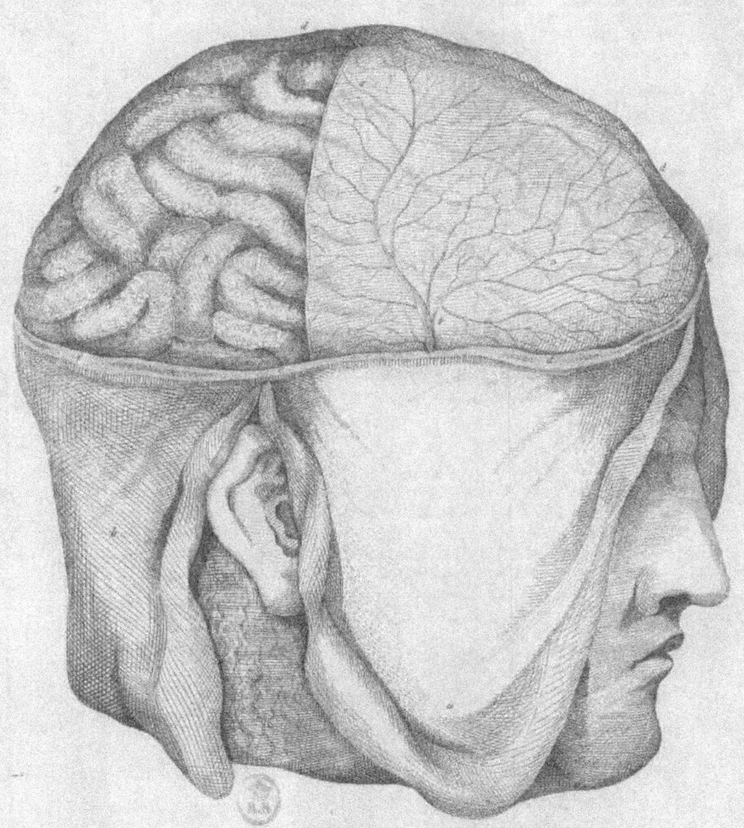

# EXPLICATION

## DES PLANCHES DU CERVEAU.

L es planches que je publie sont rangées dans l'ordre de la dissection, c'est-à-dire qu'elles présentent les parties comme elles sont découvertes, toujours en avançant de la circonférence vers le centre, avec les formes et la grandeur naturelles. Je me suis prescrit cette marche, et je ne m'en écarterai que dans les cas où les circonstances ne me permettront pas absolument de la suivre.

Les planches relatives au cerveau peuvent être divisées en plusieurs sections ; 1°. celles qui représentent ce viscère dans une progression qui s'étend de la partie convexe et supérieure vers la base ; 2.° celles qui le montrent de la base vers sa convexité ; 3°. celles qui sont destinées au développement de quelques régions particulières du cerveau ; 4°. celles du cervelet et du quatrième ventricule ; 5°. celles de la protubérance annullaire et de la moëlle allongée ; 6°. celles de la moëlle épinière.

J'ai donné le plus grand soin à la nomenclature et aux explications ; on n'imagine pas aisément combien ce dernier travail est long et difficile, lorsqu'on ne néglige aucun détail. On verra d'ailleurs que je ne me suis pas toujours borné à cette tâche, que j'y ai ajouté des réflexions sur la structure de quelques organes, et des notes critiques sur les figures publiées ou sur les opinions avancées par les différens auteurs, et que cette exposition est dirigée de manière à offrir une démonstration complete des parties qui seront décrites dans chaque article de cet ouvrage.

## PLANCHE PREMIERE.

Vue du cerveau par sa partie convexe, dont la moitié antérieure est recouverte par la dure-mère.

a b, lambeaux de la peau et des muscles qui couvrent le crâne, et que l'on voit renversés.

c c, coupe des os du crâne; d, région orbitaire externe de l'os frontal.

d d, bord supérieur de l'hémisphère gauche du cerveau; r r, trajet du sinus longitudinal supérieur qui s'élargit en arrière, où on le perd de vue.

s, partie antérieure et moyenne de la dure-mère, au travers laquelle on aperçoit les circonvolutions du cerveau.

t, l'artère méningée, l'artère épineuse de *Winslow*, la méningée de Haller, etc. est une des principales branches de la maxillaire interne; elle naît même quelquefois immédiatement de la carotide, et, se portant de bas en haut, pénètre dans le crâne, en passant par le trou épineux de l'os sphénoïde.

De cette artère, il sort trois ou quatre branches principales, dont les ramifications forment des angles plus ou moins aigus, et représentent des divisions que l'on a comparées aux nervures d'une feuille de figuier. La dure-mère, qui recouvre les lobes antérieurs et postérieurs du cerveau, reçoit surtout et soutient les branches de l'artère méningée, qui s'étendent jusqu'au sinus longitudinal supérieur, au-dessus duquel elles s'anastomosent avec les branches de l'artère méningée du côté opposé. Ses rameaux se réunissent aussi à ceux d'une artère méningée qui naît de l'ophtalmique, et aux ramifications que fournit l'artère vertébrale.

La grande artère méningée moyenne fournit, en outre 1.° des rameaux qui pénètrent par la fissure de l'aqueduc de *Fallope*, et se rencontrent avec la stylo-mastoïdienne; 2.° des branches qui sortent par les trous pariétaux, et qui communiquent avec les artères du péricrâne. *Voyez* Haller, fascicul. 8, et le tom. VIII de sa *Physiologie*.

Les artères de la dure-mère présentent de nombreuses variétés.

v, les circonvolutions du cerveau plus étroites à la partie postérieure et inférieure, plus allongées, plus larges dans l'espace moyen; et plus petites, plus rapprochées en devant et sous l'os frontal, où elles ne se ressemblent point de chaque côté. Bourrelet qui ferme en dessus de la fente X.

Si la dure-mère étoit enlevée, on trouveroit entre le lobe moyen et le lobe antérieur du cerveau, le fameux sillon de Silvius, dans la direction de o.

Les anciens distinguoient trois lobes dans chaque hémisphère cérébral. Haller n'en a admis que deux; il vaudroit mieux peut-être n'en admettre aucun, mais diviser le surface convexe du cerveau en trois régions, le frontale, la pariétale, et l'occipitale.

L'arachnoïde couvre toute la surface du cerveau, et se trouve placée immédiatement sous la dure-mère. Elle passe d'un bord d'une circonvolution à l'autre, et recouvre les anfractuosités, sans s'enfoncer dans l'intervalle qui sépare les bourrelets. Elle est tout-à-fait transparente et fort mince.

L'artiste a dessiné les circonvolutions du cerveau au naturel, avec le même nombre, forme et volume qu'elles présentoient dans le cadavre d'un homme âgé de trente sept ans. La masse de l'organe est plus étroite en devant, et s'élargit dans le milieu et en

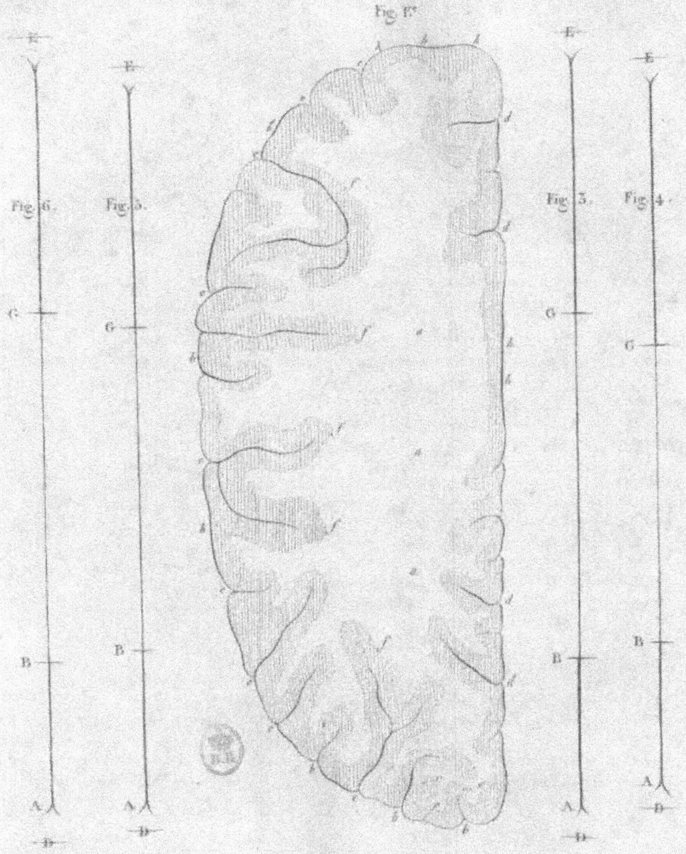

Fig. 17.

Fig. 6. Fig. 5. Fig. 3. Fig. 4.

arrière. Il est très-important de bien considérer ces grands hémisphères, qui sont beaucoup moins développés dans les quadrupèdes que dans l'homme.

## PLANCHE II.

Cette planche représente une coupe du cerveau, faite à la hauteur du corps calleux, après que la dure-mère a été renversée en arrière, et qu'on a détaché les artères calleuses. On y voit aussi dans la figure seconde le centre médullaire d'un des hémisphères du cerveau.

### FIGURE PREMIÈRE.

Elle montre l'espace médullaire que j'appelle *centre ovale latéral, ou petit centre ovale*. Pour obtenir cette préparation, après avoir dépouillé un des hémisphères de la dure-mère qui le recouvre, on fait une coupe horizontale dans cet hémisphère seulement, à peu près à un travers de doigt au-dessus du corps calleux.

bbcbucebebe, etc. bord ou circonférence externe de l'hémisphère.

ceece, etc. intervalles qui séparent les circonvolutions.

ffff, circonvolutions cérébrales dans lesquelles on voit la substance cendrée.

dddd, bord interne qui correspondoit à la faux, et le long duquel on voit la substance cendrée, qui a peu d'épaisseur dans cette région.

kk, extrémité antérieure de cet hémisphère, qui étoit celui du côté gauche.

ccccc, circonvolutions de l'extrémité postérieure du cerveau, dans l'épaisseur desquelles la substance blanche est distribuée en stries flexueuses, à la manière des rubans rayés. Cette disposition est très-ordinaire à la partie postérieure du cerveau.

aaa, espace blanc médullaire, entouré dans toute sa circonférence de substance cendrée, qui est très-mince en dedans en dddhh, et plus épaisse en dehors en ebeb, etc. J'appelle cet espace *centre ovale latéral*, par opposition avec le centre ovale du Vieussens qui est unique. Il y a deux centres ovales latéraux dans le cerveau puisqu'il y a deux hémisphères.

### FIGURE II.

Lorsqu'après avoir détaché la faux de la dure-mère d'avec l'apophyse *crista galli*, et après l'avoir renversée en arrière, on écarte les deux hémisphères cérébraux, on aperçoit le corps calleux sur les côtés duquel se trouve à droite et à gauche un vide ou cavité aplatie, placée entre la partie saillante des hémisphères et le corps calleux lui-même. Si on porte le scalpel dans cette excavation, et qu'on enlève les hémisphères en faisant une section horizontale, et seulement un peu renflée vers les parties latérales du corps calleux, il en résulte la coupe que cette figure représente.

aaaabbc'cd, contour des os du crâne.

eece, la dure-mère renversée en arrière.

PPPPPPPPqqqqqqq, circonvolutions du cerveau qui ont été coupées par le scalpel.

qqqqq, désignent la substance corticale.

PPPPPP, indiquent les espaces ou sillons qui divisent les circonvolutions cérébrales.

fff, branches de l'artère calleuse qui étoient recourbées et placées sur les corps calleux, et qu'on a rejetées en-devant.

rrr, portions de substance corticale qui paroissoient isolées dans cette coupe; elles appartenoient à d'autres portions placées en dessus, et qui ont été enlevées.

sssss, portion médullaire ou blanche très-étendue, sur laquelle on voit plusieurs points rouges dus à la section d'un grand nombre de petits vaisseaux. La substance blanche est un peu renflée, et doit former une légère élévation vers le corps calleux en ttttttt; si on ne prenoit pas cette précaution, on s'exposeroit, en préparant cette coupe, à entamer les corps striés, et à ouvrir les ventricules latéraux.

e, branche de l'artère qui, s'enfonçant dans la scissure de Sylvius, sépare le lobe antérieur du moyen.

hhhkkk, corps calleux, *corpus callosum*, *sive magna commissura cerebri*. Cette production a plus de consistance que le reste du cerveau, elle est convexe de devant en arrière, et sa courbure est très-différente de celle de la voûte à trois piliers qui est placée au-dessous: cette dernière est séparée du corps calleux par le *septum lucidum*, et elle en est beaucoup plus éloignée en devant qu'en arrière, où ces deux productions se confondent. Le corps calleux est plus large postérieurement en *hh*, qu'il ne l'est en devant en *gg*. Sa partie moyenne, qui s'étend de *mm* en *nn*, est bombée.

On voit sur les côtés en *iiiii* quelques inégalités dues à la coupe, et l'on y trouve de légères traces de substance corticale.

mnmn, deux lignes qui sont dirigées longitudinalement sur la face supérieure du corps calleux; elles sont plus rapprochées en *nn* qu'en *mm*; elles ne sont jamais parallèles, et souvent l'on observe dans leur trajet de légères flexuosités : elles forment deux reliefs que Winslow a connus sous le nom de *petits cordons*, et que quelques-uns ont regardés comme des nerfs.

ll, sillon placé dans le milieu. On y trouve quelquefois un relief ou saillie longitudinale.

xxxxxxxxxx, fibres ou lignes transversales qui s'étendent des cordons moyens du corps calleux vers les bords de cette production, dans toute l'étendue de laquelle on les aperçoit; elles passent sous les petits cordons longitudinaux représentés en *mnmn* : il se fait dans la partie moyenne et longitudinale du corps calleux un mélange de fibres que l'on a comparé à une couture, et qu'on a appelé du nom de *rape*. Je pense,

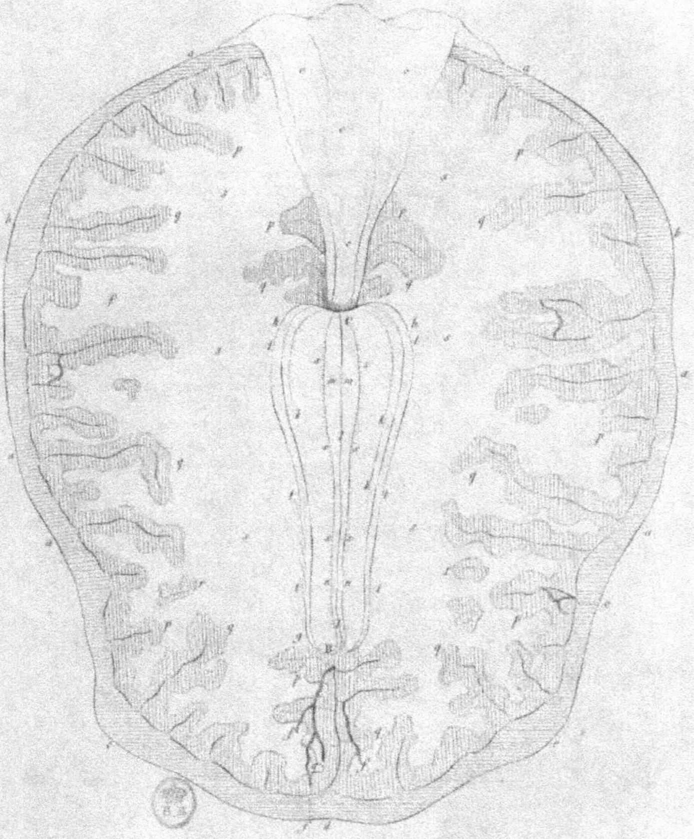

comme M. Sabatier, qu'aucune observation anatomique ne prouve le croisement des fibres du côté droit avec celles du côté gauche; il semble plutôt qu'elles passent transversalement d'un hémisphère à l'autre. *Haller* a vu les deux cordons longitudinaux réunis vers la partie antérieure du corps calleux en une seule ligne. J'ai observé la même disposition.

Pour fixer la nomenclature relative à cet objet, il faut, avec *Haller* et *Gunz*, conserver le nom de *raphe* à l'espace moyen, placé entre les filets longitudinaux; et ces derniers peuvent être désignés sous le nom de *filets* ou *tractus médullaires longitudinaux* du corps calleux, dans lequel il faut admettre de plus, 1°. les *filets* ou *tractus* transversaux, qui sont plus saillans et plus étendus en arrière qu'en devant; 2°. les filets ou fibres perpendiculaires, que je ferai voir en représentant dans une autre planche la structure intérieure de ce corps. *Duverney* et *Gunz* ont parlé de filets longitudinaux composés de substance cendrée, et qu'ils ont dit s'étendre de la partie antérieure vers la région postérieure du corps calleux; je ne les ai jamais observés, et *Haller* n'a pas été plus heureux. J'ai vu quelquefois de petites portions de substance cendrée dans l'intérieur du corps calleux, mais c'étoit seulement entre les fibres médullaires transversales qui le composent, et non dans une direction longitudinale.

C. extrémité postérieure du corps calleux qui est quelquefois légèrement échancrée en forme de sillon.

q q q q q q h h q q q q q q g g, désignent un espace dont la forme est un ovale irrégulier entièrement composé de substance blanche, au milieu duquel, dans un léger enfoncement, est le corps calleux : cet espace a été désigné par Vieussens sous le nom de *centre ovale*. Il réunit les deux centres ovales latéraux; et c'est une chose très-remarquable dans le cerveau de l'homme, que ce grand amas de substance blanche ou médullaire.

Ce centre ovale est environné de substance cendrée qui forme une convexité à l'extérieur. Ses proportions varient ainsi que celles du corps calleux; sa longueur, sa largeur, sont bien éloignées d'être les mêmes dans les différens sujets.

L'extrémité antérieure g g du corps calleux est moins éloignée de l'os du front c d c, que l'extrémité postérieure h h du même corps ne l'est de l'os occipital a e a, etc. Ces distances varient elles-mêmes : on trouve dans cette planche toutes les mesures du corps calleux et de ses divers éloignemens des os du crâne, prises dans cinq sujets. 1°. Dans la figure seconde, dont toutes les proportions sont celles de la nature; la distance de D en B est de 1 pouce 2 lignes quatre cinquièmes; celle de B en C est de 5 pouces trois quarts de lignes, et celle de C en P est de 2 pouces 4 lignes deux tiers. 2°. Dans la figure troisième, la distance A B, qui séparoit le corps calleux en devant de l'os du front, mesurée sur un autre sujet, étoit d'un pouce 5 lignes trois quarts; la longueur du corps calleux, exprimée par B C, étoit de 5 pouces trois quarts de ligne, et la distance C P, qui séparoit le corps calleux de l'os occipital, étoit de 2 pouces 5 lignes 1 quart. 3°. Dans la figure quatrième, dont les lettres expriment les mesures des mêmes parties prises sur un troisième sujet adulte, les dimensions varient de même que dans les précédantes : A B, distance extérieure du corps calleux, 1 pouce 5 lignes ; B G, longueur du corps calleux, est de 2 pouces 8 lignes ; G P, distance postérieure du corps calleux, 2 pouces 4 lignes. 4°. Dans la figure cinquième, ces proportions sont A B, distance antérieure, 1 pouce 4 lignes 1 tiers ; B G, longueur du corps calleux, 2 pouces 10 lignes et demie ; G P, distance postérieure du corps calleux, 2 pouces une ligne. 5°. Enfin dans la figure sixième, les proportions prises sur un cinquième sujet, sont A B, distance antérieure du corps calleux, 1 pouce 5 lignes ; B G, longueur du corps calleux, 5 pouces quatre cinquièmes de ligne ; G P, distance postérieure du corps calleux, 2 pouces 2 lignes et un tiers.

J'ai employé, pour ces mesures, des cerveaux d'hommes adultes très-robustes et d'une grande taille. Dans les figures 3, 4, 5 et 6, D A désigne l'épaisseur des os du crâne en devant, et E P celle de ces os en arrière.

## PLANCHE III.

Dans la planche précédente on voit le corps calleux qui n'existe point dans celle ci. Il a été enlevé de manière à laisser apercevoir le *septum lucidum*, dont les lames sont écartées, les plexus choroïdes supérieurs, la voûte à trois piliers, une petite partie des couches optiques, les corps cannelés, et les cavités digitales. On procède toujours dans ces planches, comme dans les dissections, de haut en bas, et suivant l'ordre des parties qui se recouvrent mutuellement. Tous les détails de cette figure sont importans à étudier, parce qu'ils sont liés essentiellement avec ce que la structure du cerveau présente de plus difficile.

*a b*, les deux cavités des sinus frontaux qui ont été ouverts par la scie.

A, cloison moyenne de ces sinus.

c c d d e e e H H, coupe des os du crâne sciés horizontalement : ils sont plus épais en d vers l'angle externe de l'os frontal, et plus minces en B B dans la région temporale.

H H f f, la partie de la dure-mère qui formoit la faux. Elle a été détachée vers l'apophyse *crista galli*, et renversée en arrière.

i i i i i i, substance corticale formant diverses circonvolutions.

h h h h h h, petits sillons ou intervalles qui séparent les circonvolutions, et dans lesquels la pie-mère pénètre plus ou moins profondément.

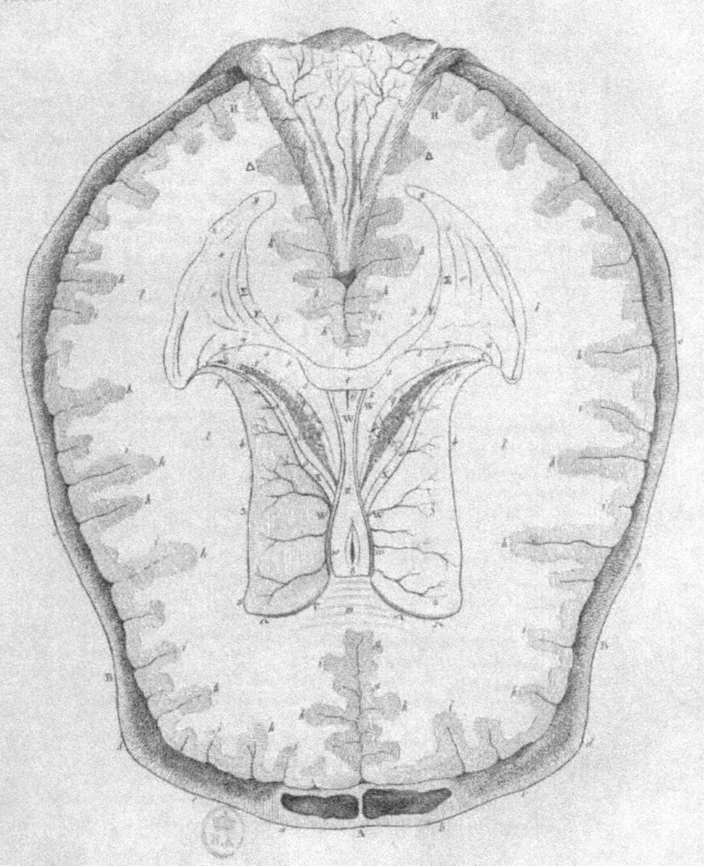

1 1 1 1, substance blanche ou médullaire du cerveau. On y voit des petits points rouges qui marquent les traces des vaisseaux coupés dans la préparation par le scalpel.

g g, sillon qui sépare deux lobes antérieurs du cerveau, ou portions antérieures des hémisphères.

κ κ, sillon postérieur qui se dirige vers la partie postérieure du corps calleux, et qui sépare les lobes postérieurs ou portions postérieures des hémisphères du cerveau.

2 2, portions corticales qui sont mêlées de stries blanches ondées. On trouve cette structure dans la plupart des sujets vers la partie postérieure du cerveau.

2, 3, corps striés arrondis et larges en devant, et qui vont en décroissant vers la partie postérieure où ils se terminent en pointe ; on y voit ramifiés des vaisseaux veineux qui passent sous le *tœnia semi-circularis*, et qui sont des branches des veines de Galien.

4, 4, bord externe des corps striés. Ce bord étoit recouvert par le bord externe du corps calleux, qui se joignoit là avec la substance blanche du cerveau : il a été enlevé au niveau de ces corps, afin de les mettre tout-à-fait à découvert.

*m*, portion ou reste du corps calleux. On y voit les fibres ou stries transversales de cette production, qui s'étendent d'un côté à l'autre en manière de commissure.

α α α α, prolongemens ou cornes antérieures des ventricules latéraux. Ces prolongemens ont la même forme que l'extrémité antérieure des corps striés ; ils ont été dessinés dans une des planches d'Eustache : on y a fait peu d'attention depuis cette époque.

w w w w u 6, *septum lucidum*, ou cloison transparente. On l'appelle ainsi, quoiqu'elle soit presqu'entièrement opaque. Par son bord supérieur elle s'unit avec le corps calleux, où cette adhérence forme une espèce de *raphé*, exprimé par deux lignes qu'un sillon longitudinal sépare ; son bord inférieur est soutenu sur la voûte à trois piliers : ici ses parois sont écartées l'une de l'autre, autant qu'il est possible sans les déchirer.

w w w w, les deux lames du *septum lucidum*, dont chacune est formée de deux membranes très-minces, l'une d'une extrême ténuité, médullaire et interne, l'autre cendrée et externe. Les lames sont plus rapprochées l'une de l'autre au milieu qu'en arrière, et surtout qu'en devant, où l'on voit une cavité assez marquée.

8, u, 6, espace ou sillon contenu entre les deux lames écartées : 8, cavité ou *sinus du septum lucidum* ; on l'a aussi appelée fosse de Sylvius, *fossa Sylvii*. Elle est à peu près triangulaire et très-profonde : sa grandeur varie ; mais elle ne manque point dans l'état naturel : en bas, elle ne communique point avec le troisième ventricule ; mais elle est fermée par une lame médullaire très-mince qui sera décrite ailleurs. (1) La hauteur de cette cloison est plus grande en dedans où la voûte s'écarte beaucoup du corps

_______________

(1) Santorini, Meckel et M. Sabatier ont admis cette disposition que Haller a aussi observée, et dont j'ai vérifié les détails par mes dissections.

calleux, qu'en arrière où ces deux corps se confondent, de sorte que, suivant la remarque de Merkel, (1) les lames du *septum lucidum* y sont à peine distinctes de la voûte à trois piliers.

Je n'ai point observé les papilles vues par Duverney sur les lames du *septum lucidum*, ni ces points circonscrits que Petit a dit être pourvus d'un épithélium, et disposés suivant deux ordres réguliers dans la partie du *septum lucidum* qui touche à la voûte à trois piliers : (2) ce sont sans doute des vaisseaux sanguins coupés qui en ont imposé à cet auteur; mais il n'y en a point qui soient placés aussi symétriquement. (3)

s s s s s s, la voûte à trois piliers. On ne trouve ici que les deux colonnes ou piliers postérieurs de cette production; les deux piliers antérieurs sont cachés par le *septum lucidum*. On voit évidemment que les colonnes postérieures de la voûte se confondent en arrière avec le corps calleux t, et avec la partie postérieure des lames du *septum lucidum* en 5.

Vers l'origine des cornes d'*Ammon*, et en dehors, chacune des colonnes postérieures, ou arcs de la voûte à trois piliers, se divise en deux bandelettes. L'une fort courte, exprimée par le chiffre 7, est postérieure; elle se confond, après avoir fait un très-court trajet, avec l'écorce blanche ou médullaire des cornes d'*Ammon*; elle est elle-même de substance blanche. Haller a dit que cette bandelette manquait quelquefois : *Non est perpetua*, dit-il, tom. VIII, *de part. corp. hum. fab.* p. 58. Je l'ai trouvée dans tous les sujets dont j'ai disséqué le cerveau. L'autre bandelette, représentée en 11, est antérieure; elle est placée tout le long du bord interne des cornes d'*Ammon*; on n'en voit ici que l'origine : on la connoît sous le nom de *corpus fimbriatum*, corps frangé, corps bordé. Il est évident que cette dernière dénomination ne lui convient point, puisque c'est au contraire ce corps qui borde les cornes d'*Ammon*. On pourroit l'appeler du nom de *bandelette de l'hypocampe* ou des *cornes d'Ammon*, *tænia hypocampi*. On en verra les développemens et la terminaison dans d'autres figures. Cette bandelette est quelquefois double.

q q q q, les plexus choroïdes des ventricules supérieurs ou latéraux. On ne voit ici que la portion arquée et supérieure de ces plexus; ils recouvrent en partie les bords externes de la voûte à trois piliers, et une portion des couches optiques; il en sort des vaisseaux que l'on voit sur les côtés de ces plexus : on y aperçoit aussi quelquefois de petits corps ronds, d'une teinte jaunâtre, et que quelques-uns ont pris pour des glandes. Le sujet dans

---

(1) *Académie de Berlin*, 1765. *Voyez* aussi les *Mém. de l'Acad. royale des Sciences*, année 1781, où j'ai exposé cette structure.

(2) *Lettres d'un médecin*, etc.

(3) *Voyez* Haller, *de corp. hum. fabr.* tom. 8, in-8. pag. 65.

lequel cette coupe a été préparée avoit le cerveau en très-bon état; il étoit jeune, et il n'y avoit presque aucun de ces corps dans les plexus choroïdes. On voit en r un rétrécissement marqué; c'est là où les plexus s'enfoncent et suivent la courbure de la corne d'*Ammon*. Les plexus choroïdes, placés sur la jonction de la voûte à trois piliers avec les couches optiques, consolident leur union, de sorte qu'il n'y a aucune communication dans cet endroit entre les ventricules latéraux et le troisième ventricule.

o o o o ces lettres montrent la partie du cerveau que l'on a désignée sous le nom de *limbus posterior corporis striati Willisii, geminum centrum semi-circulare Vieussenii, frenulum novum Tarini, tænia semi-circularis Halleri*; bandelette demi-circulaire. Cette production est placée entre le corps strié et la couche optique; elle est évidemment fibreuse : les filets qui la composent sont surtout très-marqués dans son origine et dans sa terminaison, que d'autres figures représenteront avec soin. En p, elle s'enfonce près de la bandelette de l'hypocampe; là elle suit la direction de l'étui des cornes d'*Ammon*, où on la voit sur le plancher supérieur de cette cavité. Willis avoit raison de la nommer bord ou limbe du corps strié, autour duquel elle se contourne : je pense qu'on pourroit la désigner sous le nom de bandelette fibreuse du corps strié, *tænia fibrosa corporis striati, sive tænia striata, bandelette striée* : nom qui contrasteroit bien avec celui du corps strié lui-même.

La bandelette fibreuse du corps strié, ou *tænia semi-circularis*, considérée en o x o x, vers la partie antérieure du trajet qu'elle fait entre la couche optique et le corps strié, est recouverte par une lame mince semi-transparente, de couleur grise, sous laquelle passent des rameaux veineux, et qui, dans quelques sujets, a beaucoup de consistance. Tarin l'a comparée à une lame de corne, à raison de sa demi-transparence : le célèbre M. Antoine Petit a adopté cette nomenclature. On peut désigner cette partie sous le nom de *lame cornée*, ou *lame grise ou cendrée* de la bandelette fibreuse du corps strié, ou bandelette striée.

x x x x x x y y, prolongemens postérieurs des ventricules latéraux; ils sont triangulaires : on voit leur pointe en y, et leur partie la plus longue en v. La cavité de ces prolongemens est connue sous le nom d'*ancyroïde ou anchyroïde*. ( *Voyez* les Mémoires de Morand, Académie des Sciences, année 1744. ) On l'appelle aussi *cavité digitale*; on y voit plusieurs vaisseaux ramifiés, et vers les parois internes on observe toujours une ou deux saillies ou reliefs qui se contournent en formant une ligne courbe dont la convexité est en dehors et la concavité en dedans, et dont la pointe répond à celle de la cavité digitale. Ces éminences ont été décrites en latin, sous les noms de *colliculus, vel unguis cavæ posterioris ventriculorum lateralium*, et en français, depuis Morand. (1)

_______________

(1) Je n'ai point trouvé dans mes dissections les deux petits cordons médullaires mar-

sous celui d'*ergot*. Quelques-uns les ont considérées comme un second *hypocampe*. M. J. C. Greding (Ludw. adv. III) a décrit plusieurs variétés de ces productions. Les prolongemens postérieurs des ventricules latéraux varient eux-mêmes beaucoup, soit dans leur largeur, soit dans leur longueur : il y a des sujets dans lesquels leur cavité se propage jusqu'à la partie tout à fait postérieure des hémisphères, comme on le voit dans la planche sixième ; dans d'autres elle ne s'étend pas, à beaucoup près aussi loin, comme on le remarque dans la planche cinquième comparée à la sixième.

E E z, saillies ou reliefs en forme d'ergot.

z z, bord externe de la cavité digitale.

5, 5, substance blanche, au milieu de laquelle la cavité digitale est placée.

Il faut remarquer que le corps calleux, dont on voit un reste en *r*, se continue en *s s s s* avec les colonnes postérieures de la voûte à trois piliers, en *u u* avec les cornes d'*Ammon* qui ont là leur origine, et en E E z z x x avec les éminences en forme d'ergot de la cavité digitale.

Ceux qui auront bien étudié cette figure, et qui se représenteront le corps calleux s'étendant de devant en arrière, et recouvrant le *septum lucidum* et les corps striés, concevront facilement qu'il doit en résulter de chaque côté, entre les corps striés et le *septum lucidum*, une cavité que l'on connoît sous le nom de *premier et second ventricules*, ou de *ventricules supérieurs*, ou *latéraux*. On y reconnoît, 1° leur partie moyenne et horizontale, qui est désignée dans cette figure par 10 w w s s X o o p de chaque côté ; 2° l'extrémité ou prolongement, ou corne antérieure, *cornu anterius*, de ces ventricules, vers l'extrémité antérieure large et arrondie des corps striés en z z q 2 2 de chaque côté ; 3° l'extrémité, prolongement, ou corne postérieure, *cornu posterius cavea posterioris*, des ventricules latéraux, on la voit en z x x z y de chaque côté ; c'est la cavité digitale ou ancyroïde ; 4° l'extrémité ou prolongement inférieur dont on aperçoit l'origine en u 7 a de chaque côté ; c'est cette cavité qui sert d'étui à la corne d'*Ammon*. On la verra dans d'autres planches, où je montrerai comment cette extrémité des ventricules latéraux s'ouvre dans la base du cerveau, où elle n'est fermée que par l'intermède de l'arachnoïde et des vaisseaux soutenus par la pie-mère.

## PLANCHE IV.

Cette planche diffère de la précédente, en ce que le *septum lucidum* a été coupé le plus près qu'il a été possible de la voûte à trois piliers, et en ce que les plexus choroïdes ont été enlevés pour montrer avec plus de netteté

---

qués E dans la figure première du *Mémoire de Morand*, *Acad. des Sciences*, année 1744.

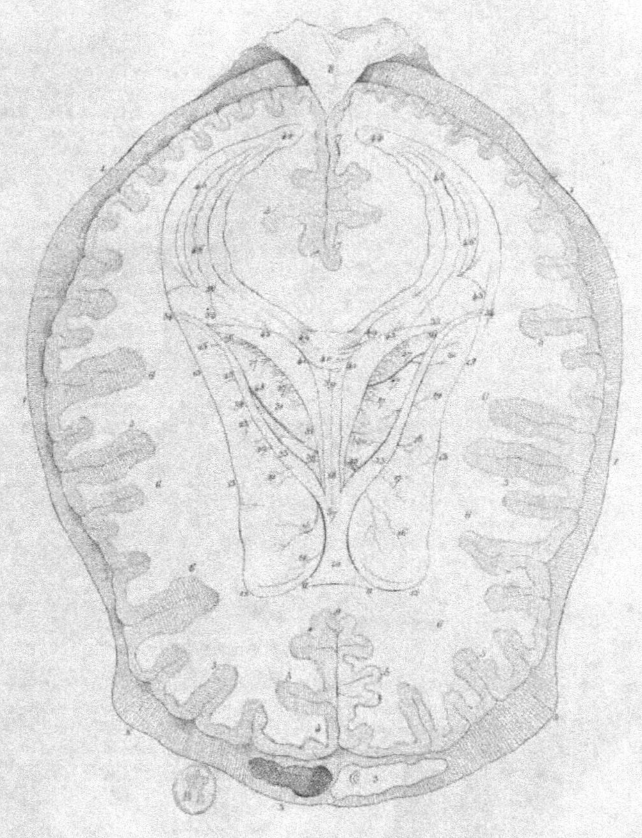

comment les veines des corps striés sortent et se dégagent entre les couches optiques et la voûte à trois piliers. On voit encore ici les ventricules supérieurs avec leurs prolongemens, dont les proportions ne sont pas les mêmes que celles de la planche III.

III, etc. coupe des os du crâne représentés avec les proportions des épaisseurs. On y voit en 2 2 les angles ou apophyses, orbitaires externes, en 3 3 les sinus frontaux.

4 4, division antérieure des deux hémisphères.

5 5 5, etc. coupe des circonvolutions cérébrales, dans laquelle on voit les traces de la substance cendrée ou grise, qui s'enfonce plus ou moins dans la substance médullaire.

6 6, etc. portions du centre ovale ou médullaire du cerveau, interrompues par des points rouges qui désignent la place des vaisseaux sanguins coupés par le scalpel.

7 7, division postérieure des hémisphères.

8, dure-mère détachée de ces adhérences et rejetée en arrière.

9, fibres ou stries transversales qui formoient une partie de l'extrémité antérieure du corps calleux, coupé et enlevé ici très-profondément pour découvrir la partie la plus déclive des piliers antérieurs de la voûte.

10, place qu'occupoit l'extrémité antérieure du *septum lucidum*, entre la convexité antérieure de la voûte et le corps calleux en devant.

10, 11, 12, extrémité antérieure des corps striés, ou prolongement antérieur, appelé par quelques-uns *sinus antérieur* des ventricules supérieurs : car ces prolongemens ont la même forme que l'extrémité du corps strié lui-même, au-delà de laquelle ils se terminent en 12.

13, 13, 13, bord externe des corps striés, à la surface desquels on trouve la substance grise : leur largeur est considérable en devant, 10, 12 ; en arrière ils se terminent au contraire par une extrémité aiguë en 54, vers laquelle ils vont toujours en décroissant, 16, 19, 20 et 23, 24, 25.

14, 15, 16, 17, rameaux antérieurs des veines des corps striés ou cannelés.

18, 19, 20, 21, 22, 23, 24, 25, branches moyennes et postérieures des veines des corps striés.

28, 29, 30, 31, 47, sont les troncs principaux de ces veines : ils sortent entre les couches optiques et la voûte à trois piliers ; le sang qui y est accumulé leur donne le plus souvent une couleur noire qui disparoît dans les rameaux : ces derniers passent sous le *tænia semicircularis*, ou bandelette striée, au travers de laquelle on les aperçoit. Le rameau 25, 25, suit même, dans ce sujet, la direction de la bandelette sous laquelle il fait un trajet assez long, et au-delà de laquelle ses branches ont une couleur rouge, parce que le sang y est en moindre quantité, et qu'il est vu au travers d'un transparent moins épais que dans les troncs. Ces vaisseaux sont veineux, et ils sont fournis par les veines de Galien, que la voûte à trois piliers recouvre. Pour en donner la preuve, il suffit de relever ou de couper la partie postérieure des hémisphères cérébraux, de chercher, sous le bourrelet postérieur du corps calleux, l'extrémité d'une des veines de Galien, d'y faire une ouverture, et d'y introduire de l'air ou du mercure; alors, sans rien changer d'ailleurs à la coupe de cette planche, on voit toutes les veines, 14, 15, 16, 17, 18, 19, 20, 21, 22, 23, 24, 25, se remplir en même temps. Lorsque l'on n'a point enlevé le *septum lucidum*, on aperçoit des ramifications veineuses qui se gonflent sur cette cloison, et qui s'étendent même jusqu'à la partie antérieure du *septum* en 10, et sur le plancher supérieur des ventricules formé par le corps calleux; en un mot, de même que les veines extérieures du cerveau se portent au sinus; les intérieures se dirigent vers les veines de Galien dans le troisième ventricule. Il seroit difficile d'exposer ici toutes les difficultés que nous avons vaincues pour représenter les veines des corps striés et leurs troncs avec leurs couleurs et leurs formes naturelles, tant leurs nuances et leurs passages sont difficiles à peindre!

32, 33, 34, *taenia semi-circularis*, *geminum centrum semi-circulare*, ou bandelette striée, qui s'épanouit en 32 et qui en 34 disparoît et s'enfonce auprès de la corne d'*Ammon*. Cette bandelette est placée entre le corps strié et la couche optique. Depuis 32 à-peu-près jusqu'à 33, et quelquefois plus loin, elle est couverte d'une lame de substance corticale ou grise, semblable à celle qui se trouve à l'extérieur des couches optiques dont la consistance est quelquefois assez considérable, et qui a la demi-transparence de la corne; je l'appelle du nom de *lame cornée*.

28, 30, 18, 27, 29, 31, 48, 27, expriment la face supérieure des couches optiques rapprochées en devant et très écartées en arrière, où leur intervalle est recouvert par la partie la plus large de la voûte à trois piliers.

37, 38, 39, 40, partie moyenne de la voûte à trois piliers, au milieu de laquelle on voit longitudinalement la trace de la séparation des lames du *septum lucidum*. Les piliers antérieurs de la voûte disparoissent dans l'ombre en 37.

27, 27, bords tranchans ou latéraux de la voûte. On y voit quelques petites ramifications vasculaires qui se joignoient aux plexus choroïdes.

10, espace dans lequel le corps calleux adhéroit postérieurement à la voûte à trois piliers.

41, 41, légère excavation placée en arrière, sur la voûte de chaque côté du *septum lucidum*.

42, 42, bord convexe ou postérieur de la voûte; en arrière et sur les côtés elle se divise en deux bandelettes, dont l'une 35, 35, se confond avec la corne d'*Ammon*, tandis que l'autre 36, 36, se dirige sur le côté de cette même production, et porte le nom de *corpus fimbriatum*, *corps bordé*.

45, la corne d'*Ammon* vers son origine. Il faut remarquer l'espace 49, 45, dans lequel on la voit se continuer avec l'ergot, le corps calleux et la voûte à trois piliers.

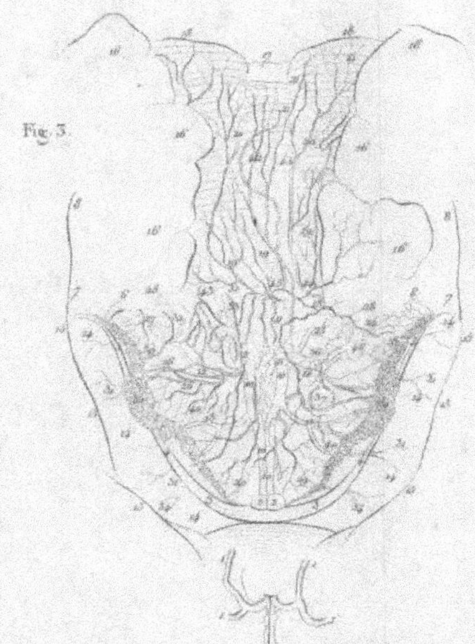

Fig. 3.

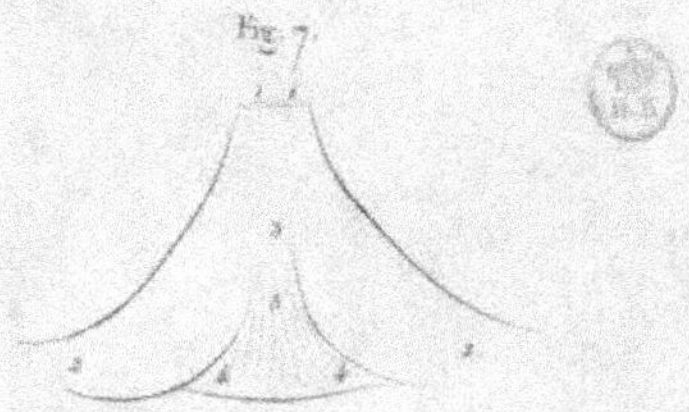

Fig. 7.

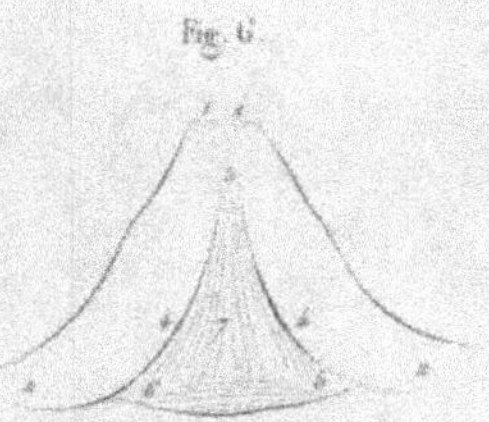

Fig. 6.

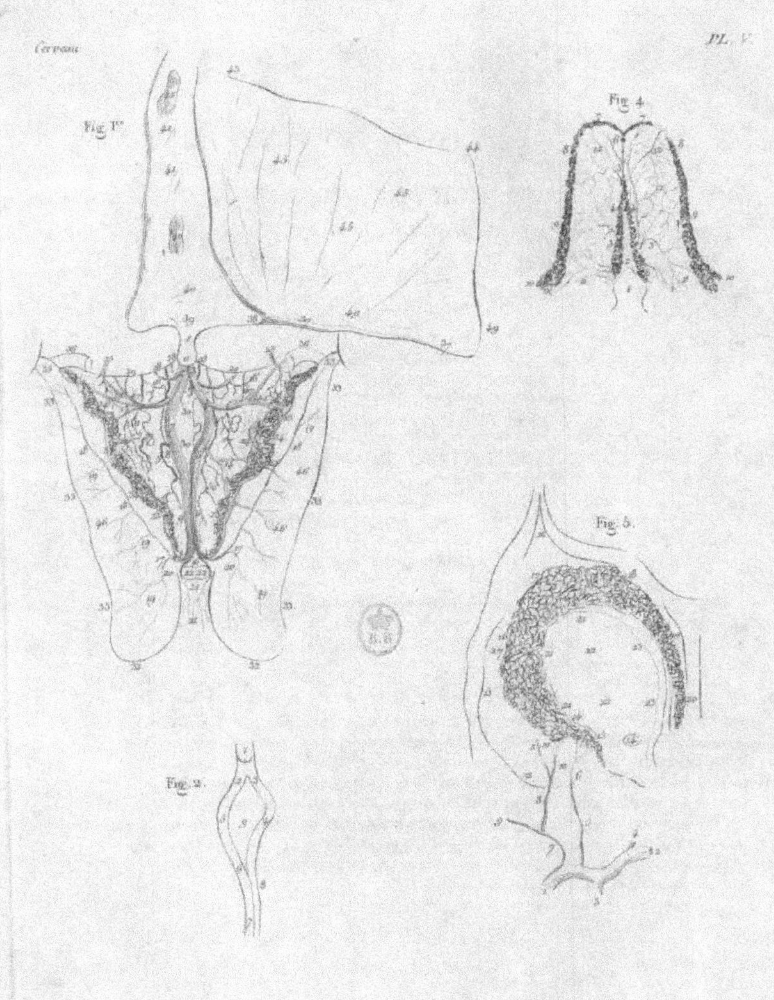

Cerveau
PL. V.
Fig 1er.
Fig 4.
Fig 5.
Fig. 2.

26, vaisseaux qui sont de la même nature que les veines des corps striés; ils sortent des veines de Galien, et se ramifient dans les prolongemens postérieurs des ventricules latéraux.

26, 46, 44, prolongement postérieur d'un des ventricules latéraux, appelé cavité *digitale* ou *ancyroïde*.

26, 46, 45, saillie ou relief qui se continue en 26, avec l'origine de la corne d'*Ammon* et qui en 45 se recourbe en dedans: c'est cette partie que Morand a appelée l'*ergot*. (1) La cavité digitale ou ancyroïde s'étend beaucoup plus loin dans cette planche que dans la planche III; l'une et l'autre ont cependant été dessinées d'après nature. J'ai vu quelquefois cette cavité plus longue d'un côté que de l'autre; en général la structure du cerveau présente plus de variété qu'on ne le croit communément. J'ai disséqué, il y a peu de temps, un sujet dans lequel le côté gauche de la voûte étoit beaucoup plus étroit que le droit.

a a, petites ouvertures ou fentes qui établissent une communication entre les ventricules supérieurs et le troisième ventricule. On trouve ces ouvertures au-dessus du tronc le plus antérieur des veines du corps strié, dans un espace étroit et triangulaire, placé de chaque côté entre ce tronc, la partie la plus enfoncée de chacun des piliers antérieurs de la voûte, et l'extrémité antérieure ou épanouissement du *taenia semi circularis*. Il suffit d'ailleurs de suivre la direction du plexus choroïde en devant, et d'écarter l'extrémité antérieure du corps strié de la portion correspondante du *septum lucidum*, pour y être conduit.

## PLANCHE V.

Cette planche représente un grand nombre d'objets. On suppose que l'on ait enlevé la voûte à trois piliers, dont on montre quelques variétés; on aperçoit alors les veines de Galien, les plexus choroïdes, et la toile vasculaire qui est placée entr'eux.

---

(1) Ce relief est, comme la corne d'Ammon ou hypocampe, formé d'une lame blanche à sa surface et plus profondément de substance grise; il occupe l'angle interne du prolongement postérieur des ventricules latéraux, comme l'hypocampe, celui du prolongement inférieur des mêmes cavités, et il ne diffère de cette production qu'en ce qu'il est moins recourbé, moins saillant, et en ce qu'il se termine par une pointe mousse, tandis que l'autre s'élargit en s'éloignant de son origine. On peut donc le regarder comme un *petit hypocampe*, et le désigner sous le nom d'*hypocampus minor*, par opposition avec l'*hypocampus major*, qui est la corne d'Ammon. Cette nomenclature m'a paru plus convenable que celle d'*unguis*, de *colliculus*, etc.

## FIGURE PREMIÈRE.

On voit dans cette figure le réseau ou la toile vasculaire qui réunit les plexus choroïdes, et dans l'épaisseur duquel se trouvent les veines de Galien et leurs différens rameaux. Haller a représenté les mêmes parties, Fascic. VII, planche II, *plexus cerebri*. J'ai cru devoir conserver dans la figure 2 de cette planche les principaux détails dessinés par Haller ; mais ayant remarqué que les piliers antérieurs de la voûte n'ont point été convenablement exprimés par cet auteur, que les veines de Galien y sont très-mal rendues, et qu'en général, si on en excepte le réseau artériel, cette figure est entièrement défectueuse, j'ai reconnu qu'il valoit mieux en publier une nouvelle d'après mes propres observations. La bandelette striée, ou *tænia semi circularis*, a été entièrement enlevée, pour découvrir une veine qui suit sa direction et qu'elle cache. La forme et la distribution des veines de Galien n'étant bien représentées dans aucunes planches et n'ayant été bien décrites par nul auteur, j'ai donné à cette partie de mon travail une attention particulière. Les organes sont toujours supposés vus de devant en arrière.

1, le confluent ou le tronc commun des veines de Galien. Ce canal, qui est très-court, tient le milieu entre elles et le *sinus quartus* ou sinus droit, auxquels il sert de communication.

2, 5, origine postérieure des deux veines de Galien. On voit en *a* la saillie aiguë qui les divise.

4, 5, 6, branche gauche des veines de Galien.

7, 8, 9, branche droite des mêmes veines qui antérieurement en 9 recouvre la branche gauche. Ces veines considérées postérieurement, laissent entre elles un espace à peu près ovale, 5o, 5o, qui est recouvert par un très-grand nombre de ramifications vasculaires presque toutes artérielles, et dont la ténuité est extrême.

10, 11, rameaux postérieurs des veines de Galien, dont les divisions répondent aux parties voisines des tubercules quadrijumeaux, et à la cavité amygdoïde ou digitale.

12, 15, rameaux moyens des veines de Galien. Ils se distribuent à l'origine du grand et du petit hypocampe, vers le *corpus fimbriatum*, et vers la partie postérieure et recourbée des plexus choroïdes et de la bandelette striée.

14, 15, rameaux antérieurs des veines de Galien. Ils naissent tous en formant un angle aigu ; ceux-ci se subdivisent en deux ou trois branches particulières qui se dirigent vers la partie antérieure des couches optiques, des plexus choroïdes et des corps striés.

16, extrémité antérieure des veines de Galien, où chacune d'elles se divise en deux veines principales, que j'appelle, l'une *veine choroïdienne*, et l'autre *grande veine des corps striés*; du point même de leur division naissent des branches très-déliées, 20, 20, 21, 21, que l'on voit se distribuer sur la partie tout-à-fait antérieure et interne des corps striés.

25, 25, 25, *veine choroïdienne* qui est une division de l'extrémité antérieure des veines de Galien. On la trouve le long du bord externe des plexus choroïdes : quelquefois il y a plusieurs grosses veines; et dans un grand nombre de quadrupèdes dont les plexus choroïdes sont très-minces, ce sont ces vaisseaux veineux que l'on y aperçoit surtout au premier coup d'œil et qui en composent la plus grande partie.

17, 18, 18, *grande veine des corps striés.* Elle naît de la partie antérieure des veines de Galien : sa forme, sa grosseur et sa marche varient beaucoup; en général elle suit avec plus ou moins de régularité la direction des corps striés. Une partie de cette veine est recouverte par le *tænia semi-circularis;* on en voit sortir les rameaux 19, 19, 19, 19, 19 : ce sont les *petites veines* des corps striés dont j'ai déjà parlé dans l'explication de la planche IV de cet ouvrage. Indépendamment de ces rameaux qui sortent de la grande veine 17, 18, 18, on voit plusieurs branches veineuses sur les corps cannelés qui naissent immédiatement des rameaux primitifs des veines de Galien, 12, 13, 14 et 15. On aperçoit en 46, 46, de petites veines dont l'origine est celle que je viens d'indiquer, et qui sortent immédiatement des troncs 14 et 15.

34, 34, 34, plexus choroïdes des ventricules supérieurs très-étroits en devant de 48, et qui en 35 se courbent et se plongent le long de l'étui des cornes d'Ammon. Outre la veine choroïdienne exprimée en 25, 25, on aperçoit quelquefois le long du bord interne des portions de veines assez grosses comme en 24, 24. L'extrémité antérieure du plexus choroïde 48 se recourbe et se continue avec un petit plexus placé sous la toile vasculaire des veines de Galien. *Voyez* 7, 7, 6, 5, 4, figure 4 de cette planche.

36, 36, piliers de la voûte coupés postérieurement près de l'origine de la bandelette de l'hypocampe, vulgairement appelée corps brodé ou *corpus fimbriatum.*

33, 33, 33, bord externe des corps striés.

52, 52, extrémité antérieure des corps striés qui répond au sinus antérieur ou *cornu anterius* des ventricules supérieurs ou latéraux.

22, 22, coupe des piliers de la voûte en devant.

43, 44, 49, 49, partie de la faux du cerveau considérée vers sa partie postérieure et au-dessus de la tente du cervelet.

45, 45, 45, divers entrelacemens des fibres ligamenteuses qui composent ce repli de la dure-mère.

57, 57, portion d'un vaisseau veineux placé le long du bord inférieur de la faux, et que l'on connoît sous le nom de *sinus longitudinal inférieur.*

58, ouverture par laquelle ce sinus communique, près du confluent des veines de Galien marqué 1, avec l'extrémité antérieure du *sinus quartus.*

59, 40, 41, 42, le sinus droit, aussi appelé *sinus quartus,* ouvert suivant sa longueur, de devant en arrière. Il est placé entre les membranes de la tente du cervelet, au-dessous de la partie postérieure de la faux du cerveau; il est traversé par différentes bdtes, 39, 40, 40, 41, 41, entre lesquelles se trouvent des espèces de cavités. En 42, il communique avec le point de réunion du sinus longitudinal supérieur et des deux sinus latéraux ; cette réunion est appelée le pressoir d'Hérophile, *torcular Herophili :* ainsi tout le sang veineux des rameaux, 19, 19, etc. 45, 46, etc. 20, 21, 17, 18, 23, 23, etc. 24, 10, 12, 13, 14, 15, 9, 6, 8, 5, 7, 4, se réunit dans le tronc des veines de Galien marqué 1, où il se rend par les ouvertures 2, 3, et il se mêle dans le sinus droit 39, 40, 42, avec le sang du sinus longitudinal inférieur 57, 57, qui est versé par l'ouverture 58.

Tout l'espace compris entre les plexus choroïdes des ventricules supérieurs 48, 54, 55, est occupé par un repli très-mince de la pie-mère qui soutient un grand nombre de vaisseaux, et dont Haller a parlé sous le nom de *velum sive plexus choroïdeis interpositus.* Fascic. VII, explication de la planche II, page 18. On trouve dans ce repli que j'appelle réseau choroïdien ou toile choroïdienne, *rete choroideum, tela choroidea;* 1°. les veines de Galien et leurs rameaux tels que je les ai décrits ci-dessus; 2°. des veines très-déliées; 3°. des artères dont le nombre surpasse beaucoup celui des veines qui se mêlent et s'anastomosent de mille manières différentes. Elles naissent principalement des branches des artères cérébrales profondes ou postérieures et par quelques rameaux des artères supérieures du cervelet.

25, 25, branches de l'artère cérébrale postérieure, qui a été coupée dans cette préparation ; il en sort des ramifications très-déliées et très-nombreuses, 26, 26, dont les unes communiquent avec les petites artères des plexus choroïdes, tandis que les autres entrent dans la composition du réseau vasculaire ou toile choroïdienne.

51, 51, différentes mailles artérielles formées par les extrémités des branches de l'artère cérébrale postérieure.

29, rameaux de l'artère cérébrale postérieure naissant d'une branche différente de celle marquée 25.

28, 28, petits rameaux des artères supérieures du cervelet, qui, de la région postérieure où sont leurs troncs, se dirigent, en montant un peu, vers la région antérieure, où ils font partie du réseau vasculaire que je décris. On voit ces artérioles se porter vers 7, 15, 14, 50. Elles s'anastomosent en 27, 27, 47, etc. etc., avec les rameaux qui naissent des branches des cérébrales profondes ou postérieures. Les troncs de ces différentes artères sont situés plus profondément et seront représentés dans d'autres parties de cet ouvrage.

## FIGURE II.

Elle montre une variété des veines de Galien.

1, tronc ou confluent de ces veines, dans lequel on voit le petit éperon qui les sépare.

2, 5, 6, 7, branche droite des veines de Galien.

3, 4, 8, branche gauche des mêmes veines. C'est ici, comme dans la figure 1, la branche droite qui recouvre la gauche antérieurement.

9, écartement de ces veines.

Il suffira de considérer ces veines et celles de la figure I, pour en connoître les rapports et les différences.

### FIGURE III.

Ceux qui compareront cette figure avec la planche II du Fascicul. VII de Haller, verront que j'ai conservé ici toute la distribution vasculaire de la toile ou réseau placé entre les plexus choroïdes au-dessous de la voûte à trois piliers; j'ai cru devoir publier ce dessin, parce qu'il fait connoître la liaison des artères supérieures du cervelet avec celles qui se distribuent dans la toile choroïdienne. Dans la figure précédente j'ai voulu montrer la communication des veines de Galien avec le sinus droit, et par conséquent il m'a été impossible d'y faire voir les artères supérieures du cervelet que recouvre la partie horizontale de la dure-mère appelée *tente*, dans l'épaisseur de laquelle est creusée la cavité du sinus droit ou *sinus quartus*. Pour rendre cette figure plus correcte, j'y ai ajouté un dessin exact des veines de Galien et de la coupe des piliers antérieurs de la voûte; mais comme elle n'est en quelque sorte qu'un supplément de la figure précédente, j'ai pensé qu'il suffiroit d'en placer ici le trait auquel on a donné le plus grand soin.

1, 1, 1, 1, branches des artères calleuses.

2, 2, coupe des piliers antérieurs de la voûte.

3, 4, 5, bandelette striée, ou *tænia semi-circularis*, qui s'élargit en 3, et qui en 5 se plonge, en se recourbant, dans l'étui des cornes d'Ammon.

6, 6, coupe postérieure des piliers de la voûte dont une partie forme la bandelette de l'hypocampe ou *corpus fimbriatum*.

7, 8, portion de la cavité digitale appelée sinus ou corne postérieure, *cornu posterius*, des ventricules latéraux.

14, 14, 14, corps striés.

15, 15, 15, etc. bord externe de ces corps.

16, 16, 16, etc. coupe des lobes postérieurs du cerveau; elle a été faite de manière à laisser apercevoir toute la partie moyenne de la face supérieure du cervelet.

17, partie postérieure du *processus* vermiforme ou *vermis* du cervelet.

18, 18, partie postérieure du cervelet.

30, 30, 30, plexus choroïde, très-mince en 3, et qui se contourne en 5 et se plonge dans l'étui des cornes d'Ammon.

28, 28, bord postérieur de la toile choroïdienne qui est placée au-dessous de la voûte à trois piliers entre les plexus choroïdes, et que Haller appelle *velum sive plexus cho-*

*roïdeis interpositus*; cette toile se continue en 28, 28, avec la pie-mère des lobes postérieurs du cerveau.

9, tronc commun des veines de Galien. Comme la tente du cervelet est enlevée ici, on ne voit point le sinus dans lequel s'ouvre le confluent de ces veines. *Voyez* 1, 2, 8, 2 dans la figure 1 de cette planche.

10, 10, 10, 10, les deux veines de Galien qui forment en arrière un écartement marqué 4:.

11, 11, rameaux postérieurs des veines de Galien.

12, 12, rameaux moyens de ces mêmes veines.

13, 13, les rameaux antérieurs de ces deux veines.

31, 31, petites veines des corps striés marquées 19, 19, etc. dans la figure 1. Je les appelle *petites veines* des corps striés, pour les distinguer de la grande veine de ces mêmes corps désignés 17, 18, 18, dans la figure 1.

19, 19, 19, branche principale et moyenne des artères supérieures du cervelet ; on en voit les ramifications en 42, 42, 42, 20, 20, 21, 21, 22, 22. Ces différentes artères s'anastomosent entre elles, comme on peut le voir en 21, 21.

32, petite branche artérielle fournie par une des branches des artères supérieures du cervelet, et qui se dirige en devant vers la toile choroïdienne et plexiforme des veines de Galien. On voit en 33 et du côté droit ces petites artères se mêler avec celles que fournissent les cérébrales postérieures ou profondes.

25, artériole qui naît d'une des branches gauches des artères supérieures du cervelet, et qui se dirige en devant en 35, 36, vers les mailles artérielles exprimées en 57, 25. Ces mailles sont des divisions de l'artère cérébrale postérieure ou profonde.

Toutes les autres ramifications artérielles soutenues par la toile choroïdienne qui est placée entre les plexus 50, 50, 50, etc. appartiennent aux artères cérébrales profondes ; et on les voit en 27, 24, 38, près de l'origine des hypocampes ; il en sort de petits rameaux 43 qui se distribuent aux lobes postérieurs du cerveau ; d'autres qui, en 44, 45, 55, 48, 59, communiquent en s'anastomosant avec les branches des artères supérieures du cervelet ; un grand nombre des ramifications fournies par les artères cérébrales postérieures ou profondes se dirigent vers les parties moyenne et antérieure, où elles forment tantôt des mailles allongées comme on le voit en 26, 26, 46, tantôt des mailles arrondies comme en 37, tantôt des espaces triangulaires comme en 25. Parmi les rameaux antérieurs 40, 40, 29, 29, quelques-uns se prolongent sur les côtes des piliers antérieurs de la voûte ; on les voit en 54, 54.

En m'efforçant de donner à ce dessin plus de correction que ne l'a fait Haller, j'en ai aussi donné une explication beaucoup plus détaillée.

Dans les injections que j'ai faites pour ces diverses préparations, j'ai éprouvé que les artères les plus difficiles à remplir étoient celles qui occupaient la face supérieure du cervelet ; c'est en poussant à la fois une injection très-facile dans les deux artères carotides que l'on y réussit le mieux : j'y suis pourtant parvenu plusieurs fois en n'injectant que par une seule carotide.

## FIGURE IV.

On voit dans cette figure la face inférieure du repli membraneux de la pie-mère que j'appelle toile choroïdienne, qui est placé entre les plexus choroïdes, et dont la face supérieure est dessinée dans les figures 1 et 3 de cette planche. On suppose qu'on ait détaché la partie antérieure des plexus choroïdes marqués 16, 16, dans la figure 1, et qu'on ait renversé en arrière et les plexus choroïdes détachés des couches optiques, et la toile choroïdienne qui les réunit ; alors on aperçoit ce qui suit :

1, glande pinéale.

2, trace bleue qui montre la couleur et la place des veines de Galien.

3, 3, 4, 4, petit plexus dont la forme est très-élégante. Il est composé d'un lacis de vaisseaux comme les grands plexus choroïdes des ventricules latéraux : il est formé de deux portions écartées en 4, près de la glande pinéale, et qui se réunissent en faisant un angle aigu en 5. De 5 à 6 on aperçoit un petit cordon plexiforme, dans lequel les vaisseaux vus à la loupe sont contournés de la même manière que ceux des plexus ; ce trait, le plus souvent d'une grande ténuité, réunit le plexus 3, 3, 4, 4, avec l'extrémité antérieure 7, 7, des plexus choroïdes que l'on aperçoit dans les ventricules latéraux.

8, 8, 9, 9, 10, 10, plexus des ventricules latéraux. Ils sont larges en 10 qui est leur extrémité postérieure, et ils sont minces en 7, 7, c'est-à-dire vers leur extrémité antérieure ; là ils se recourbent, ils se rapprochent en devenant de plus en plus déliés, ils forment le trait 6, 6, et plus bas ils se réotient pour composer le petit plexus, 4, 4, 5, 5, que j'appelle le *plexus de la glande pinéale ou du troisième ventricule* au-dessus duquel il est placé. Ce plexus n'a point été décrit par les anatomistes ; car Haller n'a désigné sous le nom de *velum sive plexus choroïdeus interpositus*, que la toile ou réseau vasculaire représenté dans les figures 1 et 3 de cette planche.

11, 11, ramifications latérales et inférieures qui établissent une communication entre les grands plexus choroïdes des ventricules latéraux et le petit plexus de la glande pinéale.

12, 12, 12, ramifications latérales et antérieures qui ont les mêmes usages que celles dont je viens de parler.

L'injection de ces petits vaisseaux est très-difficile ; j'ai réussi à les remplir de mercure, et le réseau que l'on obtient de cette manière a une forme très-agréable.

## FIGURE V.

Elle représente une coupe oblique des couches optiques et les plexus choroïdes plaés le long du bord interne des cornes d'Ammon, avec quelques-unes des artères qui se distribuent à leur extrémité antérieure et inférieure.

1, tronc de l'artère carotide gauche.

3, artère calleuse.

2, artère désignée par Haller sous le nom de *ramus posterior carotidum*, et que j'appelle *artère de la scissure de Sylvius*, dont elle suit la direction et dans laquelle elle est contenue; on voit en 4 une de ses principales branches.

5, 6, artère que j'appelle *choroïdienne inférieure et antérieure*. Elle sort ou de l'artère de la scissure de Sylvius, comme Haller l'a représentée Fasc. VII, planche 1, ou du tronc carotidien lui-même, comme dans le sujet qui a servi pour ce dessin; elle est toujours placée très-près et à la partie externe de l'artère comunniquante; ses ramifications se perdent dans le plexus choroïde en 15.

7, artère communiquante faisant partie du cercle de Willis.

8, 11, portion de l'artère cérébrale profonde ou postérieure qui naît de la communiquante 7, et surtout de la bifurcation de l'artère basilaire, dont la branche est coupée en 9. De petits rameaux artériels en sortent en 10, 10, et se dirigent vers le plexus choroïde; je les appelle artères *choroïdiennes postérieures et inférieures*, et j'appelle du nom d'artères *choroïdiennes supérieures* celles qui sont représentées dans la figure 1, en 26, 25, et dans la fig. 5 en 27, 26, 33, 37, 25; celles-ci naissent des rameaux de l'artère cérébrale profonde. En parlant des artères choroïdiennes supérieures, il faut aussi faire mention des rameaux très-déliés des artères supérieures du cervelet désignés en 23 et 32 dans la figure 5 de cette planche. Ces rameaux se divisent dans la toile choroïdienne et ils s'anastomosent avec les branches des artères cérébrales profondes qui se distribuent aux plexus choroïdes.

12, 13, 27, corne d'Ammon qui s'élargit en bas et en devant en 11, 12.

13, 14, 16, 17, 18, 19, 20, plexus choroïde des ventricules latéraux. Il est très-étroit en 19, 20, vers son extrémité antérieure et supérieure; c'est cette portion qui s'enfonce sous le bord externe du pilier de la voûte. De 18 à 19, on voit la partie supérieure et horizontale de ce plexus; de 18 à 17 et à 16, est sa partie postérieure et recombée; de 17 à 16 et à 14, est sa portion oblique et inférieure. Le plexus est très-large en 16 et 17, et il l'est plus en 14 et en 15, qu'il ne le paroît ici, parce que pour mieux faire voir les petits rameaux choroïdiens 6, 6, 10, 10, j'ai relevé le plexus et je l'ai porté un peu en arrière.

21, 21, 21, bord interne de ce plexus.

22, 22, partie moyenne et blanchâtre de la couche optique coupée obliquement.

23, 23, *tractus* blanc désignant une partie de l'enveloppe blanche des couches optiques; entre cette bordure et la région blanchâtre du milieu, on voit une certaine étendue de substance grise.

Cerveau.

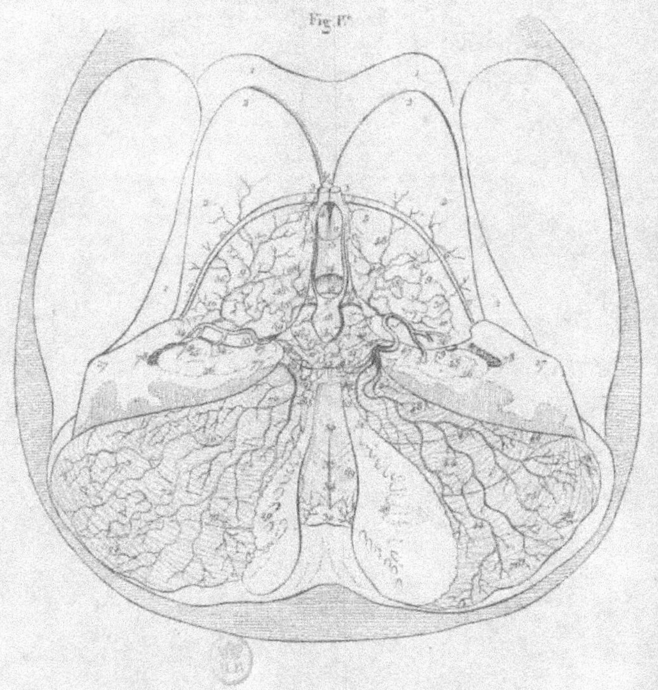
Fig. 1re

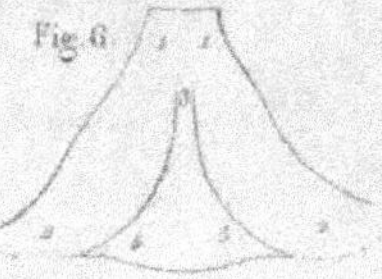
Fig. 6.

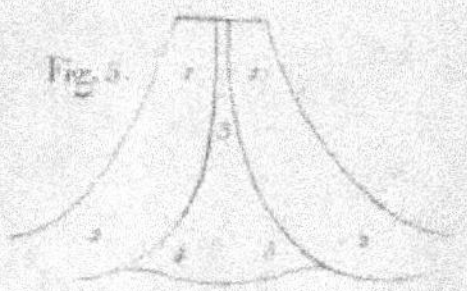
Fig. 5.

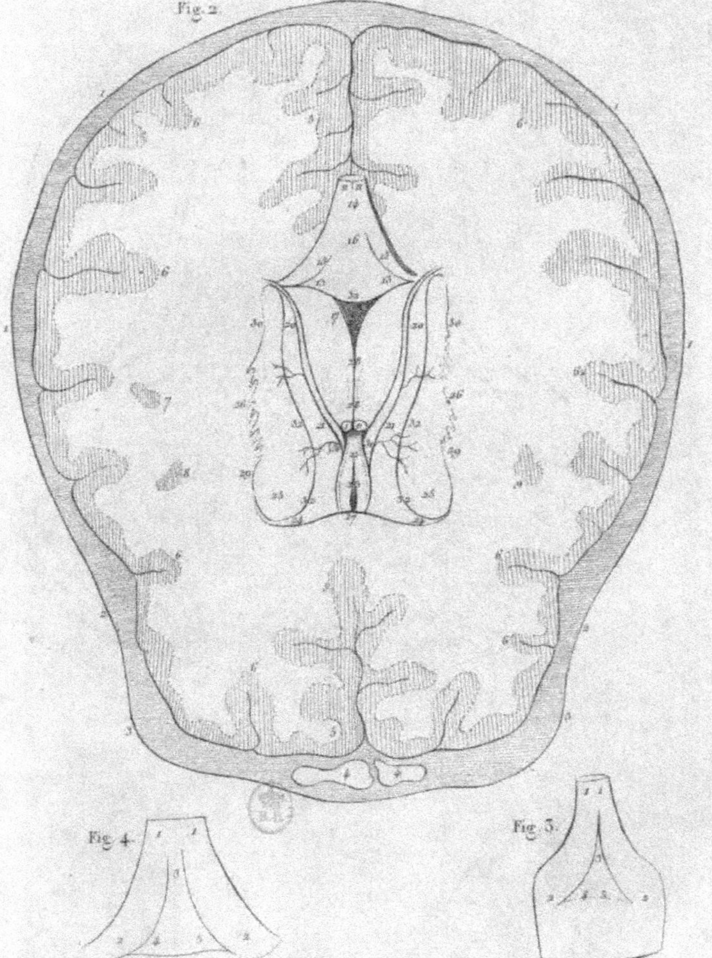

Fig. 2.

Pl. VI.

Fig. 4.

Fig. 5.

24, coupe de la commissure antérieure.

25, portion droite de la voûte à trois piliers.

26, portion de la cavité digitale ou ancyroïde.

Lorsqu'on pousse l'injection par la carotide, quelque grossier que soit le fluide que l'on emploie, on remplit toujours les troncs des artères calleuses et de celles de la scissure de Sylvius, l'artère communiquante, et au moins une partie des rameaux qui naissent de l'artère basilaire. Il est très-rare que l'on manque d'injecter l'artère choroïdienne antérieure et inférieure, qu'il est toujours facile de trouver, même sans le secours de l'injection.

### FIGURE VI.

Elle montre une des variétés des reliefs que l'on observe sur la face inférieure de la voûte à trois piliers, et que l'on désigne vulgairement sous le nom de lyre ou *corpus psalloïdes*.

1, coupe antérieure des piliers de la voûte.

2, 2, piliers postérieurs de la voûte.

3, 4, 4, 5, 6, espace triangulaire dans lequel se voient des reliefs que l'on a comparés aux cordes d'une lyre.

Depuis 3 jusqu'à 4, 4, ces filets ou reliefs divergent avec beaucoup de régularité; vers le bas du triangle on voit de 3 à 6 des filets horizontaux, et de 3 à 7 il y en a qui se dirigent obliquement.

### FIGURE VII.

Autre variété de la lyre.

1, 1, coupe des deux piliers antérieurs de la voûte.

2, 2, partie postérieure des piliers de la voûte.

3, 4, 4, espace triangulaire moins étendu que le précédent, et qui est situé dans l'écartement postérieur des piliers. Les reliefs qu'on y voit s'écartent l'un de l'autre à mesure qu'ils avancent de 3 vers 4, 4.

De 4 à 3, on aperçoit des fibres obliques.

Les autres variétés de la lyre sont exposées dans la planche VI.

## PLANCHE VI.

### FIGURE PREMIÈRE.

La voûte à trois piliers, la toile et les plexus choroïdes ayant été enlevés, les couches optiques, les corps striés, la glande pinéale et les tubercules quadrijumeaux paroissent à découvert. Le cerveau est coupé horizontalement depuis sa partie antérieure jusqu'à la région postérieure des couches optiques. Là, c'est-à-dire au niveau des tubercules, qui

terminent postérieurement ces mêmes couches, ce viscère est coupé perpendiculairement jusqu'à la face supérieure du cervelet. Cette face est divisée dans le milieu de manière à montrer le fond du quatrième ventricule : les deux parties latérales du cervelet
sont plus éloignées l'une de l'autre que dans l'état naturel ; il en est de même des deux
couches optiques entre lesquelles on voit la commissure molle qui les unit.

La planche III du VII.ᵉ Fascicule de Haller contient plusieurs détails semblables à
ceux de cette figure. Mon premier projet avoit même été de placer ici une copie exacte
de cette planche ; mais l'ayant examinée avec un grand soin, je me suis aperçu qu'elle
étoit défectueuse sous un grand nombre de rapports : il a donc fallu faire des injections
et diverses préparations anatomiques d'après lesquelles la figure 1.ʳᵉ de cette planche
a été dessinée. Ceux qui la compareront avec celle de Haller, verront que la distribution
vasculaire est la même, quant au fond, dans les deux ; ils se convaincront en même
temps que j'ai fait tous mes efforts pour donner aux autres parties de ce dessin de l'exac-
titude et de la vérité, et que j'ai évité plusieurs fautes essentielles que l'on peut reprocher
à celui de Haller.

1, 1, 1, 1, substance blanche du cerveau qui environne les corps striés.

2, 2, 2, 2, les corps striés sur la surface desquels sont répandus quelques vaisseaux.

3, 3, coupe des piliers antérieurs de la voûte.

4, commissure antérieure du cerveau.

5, 5, 6, 6, 7, 7, *tænia semi-circularis*, ou bandelette striée qui s'élargit en 5, 5,
qui est placée entre les corps striés et les couches optiques, et qui s'enfonce en 11, 11,
dans l'étui des cornes d'Ammon.

8, 9, 10, etc. face supérieure et un peu inclinée des couches optiques, qui sont en
partie recouvertes par plusieurs vaisseaux.

8, 8, tubercules antérieurs des couches optiques.

12, 12, fond du troisième ventricule.

α, cavité placée derrière la commissure antérieure et qui mène à l'entonnoir.

13, 14, commissure molle des couches optiques sur laquelle on voit quelquefois, sans
le secours de l'injection, des vaisseaux très-déliés. Cette commissure a très-peu de consistance, elle est de couleur grise et légèrement échancrée en devant 13, et en arrière
14 ; sur les côtés elle se continue avec la substance grise dont sont enduites les parois
internes des couches optiques ; mais il n'y a point de continuité proprement dite entre
la substance intime de ces couches et la commissure molle dont il s'agit. Dans les quadrupèdes ces deux couches adhèrent dans une beaucoup plus grande étendue.

15, 15, 16, 16, les pédoncules de la glande pinéale qui s'élargissent en 19, 19, et
qui en 17 forment une espèce d'anse placée immédiatement au dessus de la commissure
postérieure du cerveau. Dans cette anse 17 on remarque plusieurs stries transversales
qui adhèrent à la base de la glande pinéale 18, dans laquelle un ou deux filets blancs

très déliés se distribuent à la manière des nerfs. Dans la planche III, Fasc. VII d'Haller, la communication des pédoncules est tout-à-fait confondue avec la commissure postérieure. J'assure au contraire, que sous cette anse on trouve la commissure postérieure (1) très distincte, telle que je la ferai voir dans une autre planche et que je l'ai fait dessiner dans les volumes de l'Académie Royale des Sciences, année 1781. Suivant Haller, les pédoncules qu'il désigne sous le nom de *linea alba quæ orditur commissuram posteriorem*, se joignent au *tænia semi-circularis*, Fascicul, VII, page 19. Dans mes observations, j'ai toujours vu la partie antérieure 15, 16, de ces pédoncules aboutir aux piliers antérieurs de la voûte.

Entre 15, 15, 16, 16, est le troisième ventricule, appelé par quelques-uns *ventricule antérieur*, dont le fond 12, 12, formé en manière de rigole, est en partie caché par la commissure molle 13, 14, des couches optiques.

18, glande pinéale, dont l'extrémité postérieure 6 forme une pointe très-mousse, elle est en grande partie composée de substance grise ; c'est vers sa base que l'on trouve souvent de petites concrétions calculeuses.

20, 20, tubercules quadrijumeaux supérieurs, ou *nates*, sur lesquels la glande pinéale est placée.

21, 21, tubercules quadrijumeaux inférieurs, ou *testes*. (2)

25, lame blanche et transversale placée en manière de commissure entre les tubercules quadrijumeaux inférieurs et la valvule de Vieussens. Cette dernière manque ici.

22, petit *tractus* blanc situé perpendiculairement entre la jonction des tubercules quadrijumeaux inférieurs et la partie moyenne et supérieure de la lame susdite 25.

24, 24, origine du petit nerf de la quatrième paire. J'ai toujours vu ce nerf naître un peu plus haut que Haller ne l'a représenté dans la planche III *arteriarum cerebri*, Fascicule VII.

28, 28, *tractus* blancs placés sur les côtés de la valvule de Vieussens. Ils communiquent d'une part avec la substance blanche du cervelet 29, 29 ; et de l'autre avec la lame blanche 25, et avec les tubercules quadrijumeaux inférieurs 21, 21. J'ai vu plusieurs fois des stries blanches en nombre indéterminé, implantées sur ce tractus, s'étendre en se contournant vers les côtés des jambes du cervelet et de la protubérance annulaire. Le

---

(1) Haller semble adopter cette même opinion, pag. 19, note o du septième fascicule, quoique le contraire soit établi dans la planche III et dans l'explication de cette planche par le même auteur.

(2) Plusieurs Anatomistes appellent *nates* les éminences que d'autres nomment *testes* ; il faut renoncer à cette nomenclature vicieuse et se servir des noms de *tubercules quadrijumeaux supérieurs et inférieurs*, qui n'exposent à aucune équivoque.

*cinerus* blanc et longitudinal 28, 28, a été appelé par Petit de Namur *processus ad testes*, Haller a adopté cette nomenclature. M. Malacarne l'a appelé *portion ascendante des bras du cervelet*. J'en parlerai dorénavant sous le nom de *colonne de la valvule* de Vieussens, *Columnæ veli medularis cerebelli*.

29, 29, ramification de l'arbre de vie du cervelet, *Arbor vitæ*.

30, 33, 34, 34, cavité du quatrième ventricule.

34, 34, espèce de rigole taillée à angle aigu que l'on connoît sous le nom de *calamus scriptorius*. 30 fin ou terminaison inférieure du *calamus scriptorius*; elle répond à la division postérieure des deux cordons qui composent la moëlle épinière.

33, plusieurs lignes blanches qui forment un angle plus ou moins ouvert en devant; la forme de ces lignes saillantes dans le quatrième ventricule offre beaucoup de variétés. Plusieurs aboutissent aux colonnes 28, 28, de la valvule de Vieussens; d'autres se continuent avec la portion molle de la septième paire dont elles sont en quelque sorte l'origine.

27, 27, coupe perpendiculaire des circonvolutions du cerveau au niveau de la partie postérieure des couches optiques.

25, 26, coupe perpendiculaire de la corne d'Ammon ou grand hypocampe.

79, 79, coupe perpendiculaire de la bandelette de l'hypocampe ou corps bordé.

78, 78, coupe perpendiculaire des plexus choroïdes. Je ne conçois pas comment il se peut que ces différentes coupes perpendiculaires ne se trouvent point dans la planche III de Haller, que j'ai déjà citée, et dans la disposition de laquelle cette préparation paroît indispensable.

Il me reste maintenant à indiquer la distribution des artères que l'injection fait apercevoir sur ces différentes parties, et dont Haller a donné une histoire aussi savante qu'elle est exacte.

Entre les parties latérales des tubercules quadrijumeaux, la région postérieure des couches optiques et le bord interne des cornes d'Ammon, se trouve une excavation désignée de chaque côté par 77, 47, plus large en dedans en 77, plus étroite en dehors en 47, par laquelle passent les rameaux *des artères profondes du cerveau et des artères supérieures du cervelet*. Ces ouvertures sont très-bien représentées dans la planche III de Haller, *suprà citat*.

La distribution de ces artères n'étant pas tout à fait la même dans les deux côtés du cerveau, j'ai pensé qu'il seroit utile de les décrire séparément.

1°. *Artères du côté droit.*

35, 56, 56, rameau principal de l'artère profonde du cerveau, qui naît surtout des vertébrales.

37, 38, petites artères qui naissent de la profonde du cerveau, qui s'anastomosent et se contournent de plusieurs manières en 48, 49, 5o. Elles se distribuent aux couches optiques, à la toile et aux plexus choroïdes.

39, petites branches de l'artère cérébrale profonde qui se portent vers les tubercules quadrijumeaux supérieurs, la glande pinéale et ses pédoncules.

4o, branche profonde de l'artère supérieure du cervelet. Elle se dirige vers les tubercules quadrijumeaux inférieurs et les parties circonvoisines.

42, 43, 44, 45, 46, 46, artères supérieures du cervelet. La plus interne de ces branches 42 se contourne, et il sort de sa partie antérieure une petite artère qui monte vers les tubercules quadrijumeaux et la glande pinéale. On l'aperçoit en 41 et 20. Plus en arrière on voit sortir de cette branche interne des artères cérébelleuses supérieures, des rameaux très-déliés 51, 51, 68, qui, dans le quatrième ventricule, s'anastomosent avec les branches 69 de l'artère inférieure du cervelet.

75, 76, 76, 76, distribution des branches de l'artère cérébelleuse supérieure sur le cervelet. Ces artères s'anastomosent en plusieurs points, et elles sont traversées dans leur cours par les feuillets presque concentriques du cervelet. Il ne faut pas croire cependant que ces feuillets s'étendent sans interruption d'un des bords de ce viscère vers l'autre, comme quelques auteurs, au nombre desquels est Haller, l'ont représenté. Leur trajet est irrégulier ; et lorsqu'un de ces feuillets s'enfonce et disparoît, d'autres se montrent et suivent à peu près la même direction.

### 2°. *Artères du côté gauche.*

53, 54, 54, branche principale de l'artère cérébrale profonde. Les rameaux qui en sortent en arrière et en dehors se distribuent à gauche comme à droite, dans les régions correspondantes des circonvolutions du cerveau.

55, 56, petites artères qui naissent antérieurement de la cérébrale profonde, qui se croisent souvent dans leur direction près de leur origine, et qui s'anastomosent toujours par leurs rameaux 57, 57.

Ces artérioles se distribuent aux couches optiques, à la toile et aux plexus choroïdes ; quelques branches se portent jusqu'au *tænia semi-circularis* et aux corps striés ; mais il ne faut pas confondre ces vaisseaux artériels avec les veines de ces mêmes corps que j'ai décrites, planches IV et V de cet ouvrage. Il y a, tant à gauche qu'à droite, de petites branches artérielles très-fines qui s'anastomosent avec quelques-unes des ramifications des artères 52, 52.

59, branche profonde de l'artère supérieure du cervelet.

53, 58, petite artère qui en naît en dedans et en devant, et qui se distribue sur la partie postérieure des couches optiques et près des pédoncules de la glande pinéale. Elle s'anastomose d'une part en 34 avec le rameau 57, 61, de l'artère cérébrale profonde, et d'une autre part avec la branche 61, 61, d'une des divisions principales de l'artère cérébelleuse supérieure.

60, artériole qui naît postérieurement de la branche profonde de l'artère supérieure du cervelet. Elle donne des rameaux aux tubercules postérieurs des couches optiques, aux tubercules quadrijumeaux inférieurs; et par une anse qu'elle forme en devant près de ces tubercules, elle s'anastomose avec la branche x d'une des divisions antérieures de l'artère supérieure du cervelet.

62, 62, branche principale de l'artère cérébelleuse supérieure. Elle se divise en plusieurs rameaux et forme divers contours. On voit naître de sa partie antérieure et interne plusieurs petites artères qu'on peut réduire aux deux chefs suivans : 1° les unes, comme x, se portent en devant vers la partie postérieure des couches optiques, et s'anastomosent avec le rameau 60 de la branche cérébelleuse profonde : 2° les autres, comme 61, 61, montent vers les tubercules quadrijumeaux supérieurs et vers la glande pinéale; ils s'anastomosent avec le rameau 58, 58, de la branche cérébelleuse profonde. Près de leur origine naissent une ou deux artérioles 65, 66, qui se distribuent aux colonnes de la valvule de Vieussens, et s'étendent jusqu'au quatrième ventricule, où en 67, 69, elles se joignent aux artérioles 51, 51, de l'artère cérébelleuse inférieure. Les rameaux 51, 51, 68, 69, du côté droit, sont les analogues de ceux que je viens de décrire dans le côté gauche, et s'anastomosent avec eux; mais il est important d'observer que ces petites artères ramifiées dans la substance grise et molle dont le plancher inférieur du quatrième ventricule est enduit, sont d'une extrême ténuité. On les aperçoit comme autant de petits filets rouges; et, si leur couleur étoit moins tranchante, on auroit beaucoup de peine à les découvrir.

70, 70, 71, 71, 72, 73, 74, ramifications de l'artère cérébelleuse supérieure qui se distribuent en formant différentes mailles et anastomoses sur le cervelet. Les branches internes de ces artères, soit celles du côté droit 44, 44, soit celles du côté gauche 71, 71, ont été coupées, parce que le cervelet a été divisé dans son milieu pour faire voir la cavité du quatrième ventricule.

Comme cette distribution des artères cérébrales profondes et des cérébelleuses supérieures est très-compliquée, je rappellerai leur distribution en peu de mots.

1°. Les artères cérébrales profondes fournissent en arrière et sur les côtés les branches 56, 56, et 54, 54, et en devant les rameaux 58, 59, et 55, 56.

2°. L'artère supérieure du cervelet présente de chaque côté une branche profonde 40 et 49, et des rameaux superficiels que l'on voit sur la face supérieure du cervelet 44, 44, 46, et 62, 62, 70, 71.

3°. La branche profonde de l'artère cérébelleuse supérieure donne les rameaux 40, 59 et 60.

4°. Les branches superficielles ou les plus élevées de l'artère cérébelleuse supérieure fournissent en devant les rameaux 41, 61, 61, et æ, et en arrière les ramifications 44, 45, 75, 76, et 71, 72, 73, 74.

52, 52, rameaux artériels qui naissent des branches antérieures des carotides, et qui montent sur les côtés des piliers antérieurs de la voûte. Quelques-uns de leurs rameaux s'anastomosent avec les branches les plus antérieures des artères cérébrales profondes et des artères cérébelleuses supérieures.

*Nota.* Quoique les objets soient en général présentés de devant en arrière dans les planches de cet ouvrage, la coupe postérieure et perpendiculaire du cerveau m'a forcé à montrer cette préparation de derrière en devant.

### FIGURE II.

Jusqu'ici j'ai suivi très-scrupuleusement la règle que je me suis prescrite, et qui consiste à montrer dans ces planches les diverses parties des organes, suivant l'ordre de la dissection, c'est-à-dire en allant de la circonférence au centre. Avant d'entamer les corps striés et les couches optiques, il étoit donc nécessaire de les faire voir dans leur entier, et de décrire toutes les membranes et expansions vasculaires qui les recouvrent. Dans cette planche, la voûte à trois piliers est rejetée en arrière, la toile et les plexus choroïdes sont détachés ; il reste seulement quelques fragmens de ramifications artérielles et veineuses, et une coupe horizontale très-superficielle a été faite au bord supérieur et externe des corps striés. Les coupes plus profondes sont représentées dans les planches suivantes.

1, 1, 1, 1, 2, 2, 3, 3, 4, 4, coupe des os du crâne que l'on a indiquée, ainsi que dans la figure précédente, afin de montrer les rapports des organes pour la description desquels ce travail a été fait, avec ceux qui les environnent. On reconnoît en 3, 3, et 4, 4, l'os frontal et ses sinus.

6, 5, 6, 6, 6, circonvolutions du cerveau.

5, 5, division antérieure des hémisphères du cerveau.

7, 8, 9, portions de substance corticale qui sont les fragmens des circonvolutions divisées dans cette préparation.

10, coupe des piliers antérieurs de la voûte.

11, 11, piliers antérieurs de la voûte, qui sont rapprochés l'un de l'autre, et qui ont été coupés en 10.

15, 15, piliers postérieurs de la voûte, qui se divisent en deux bandelettes ; l'une interne 13, 13, très-courte, très-étroite, et qui se perd dans l'origine de la corne d'Ammon ; l'autre externe 12, 12, plus large, et qui se dirige tout le long de la corne d'Ammon, sous le nom de *corpus fimbriatum*, auquel j'ai substitué celui de *tænia hypocampi*, ou bandelette de l'hypocampe.

14, 18, 32, partie moyenne de la face inférieure de la voûte à trois piliers. Ces chiffres indiquent aussi des reliefs qui divergent assez régulièrement en s'étendant de 14 à 32, et auxquels on a donné le nom de *corpus psalloides*, ou lyre. Ils paroissent répondre aux petits vaisseaux de la toile choroïde qui y laissent leur empreinte. La variété que l'on observe dans la disposition de ces vaisseaux est la cause de celle que les Anatomistes rencontrent dans l'arrangement des filets de la lyre.

La face inférieure ou profonde de la voûte à trois piliers est très-remarquable dans l'homme, parce qu'on n'y voit pas la portion grise des cornes d'Ammon s'étendre aussi en devant et faire une saillie aussi grande que dans la plupart des quadrupèdes.

Je prie que l'on me permette quelques réflexions sur le nom de *voûte à trois piliers*. N'est-il pas contradictoire d'appeler ainsi un organe dans lequel on trouve constamment quatre piliers ou colonnes, et dont la position est telle dans les quadrupèdes qu'il ne peut être comparé à une voûte? Ne vaudroit-il pas mieux le désigner sous le nom de *triangle médullaire*?

27, coupe antérieure du corps calleux qui a été enlevé.

22, 23, écartement antérieur des lames du *septum lucidum*.

20, 21, bandelette striée, *tænia striata vel semi-circularis*. Elle se contourne et s'enfonce antérieurement en 21, 51.

18, 18, 18, 19, 19, couches optiques dont on voit les tubercules antérieurs en 18, 18.

17, 28, 28, adossement des couches optiques qui est caché par quelques débris de vaisseaux.

51, 52, 20, bord interne et arrondi des corps striés.

25, 25, extrémité antérieure et élargie de ces mêmes corps qui sont très-étroits postérieurement en 20, 20.

24, 24, l'excavation qui répond à l'extrémité antérieure des corps striés, et que l'on connoît sous le nom de *cornes* ou prolongement antérieur des ventricules latéraux.

29, 28, 30, bord supérieur et externe des corps striés. J'ai fait une coupe horizontale et superficielle à la partie la plus élevée de cette éminence; on y observe que la substance grise est entremêlée d'un grand nombre de filets blancs 26, 29; ces stries appartiennent à la substance blanche dont ces corps sont environnés. On ne découvre point ici la scissure de Sylvius, que l'on aperçoit dans les coupes plus profondes dont les planches suivantes présentent les détails.

## FIGURES III, IV, V et VI.

Ces figures représentent la face inférieure de la voûte à trois piliers ou triangle médullaire, avec les filets ou reliefs que l'on désigne communément sous le nom de lyre. J'en ai déjà fait voir quelques variétés dans la planche précédente. En y ajoutant celles-ci, je

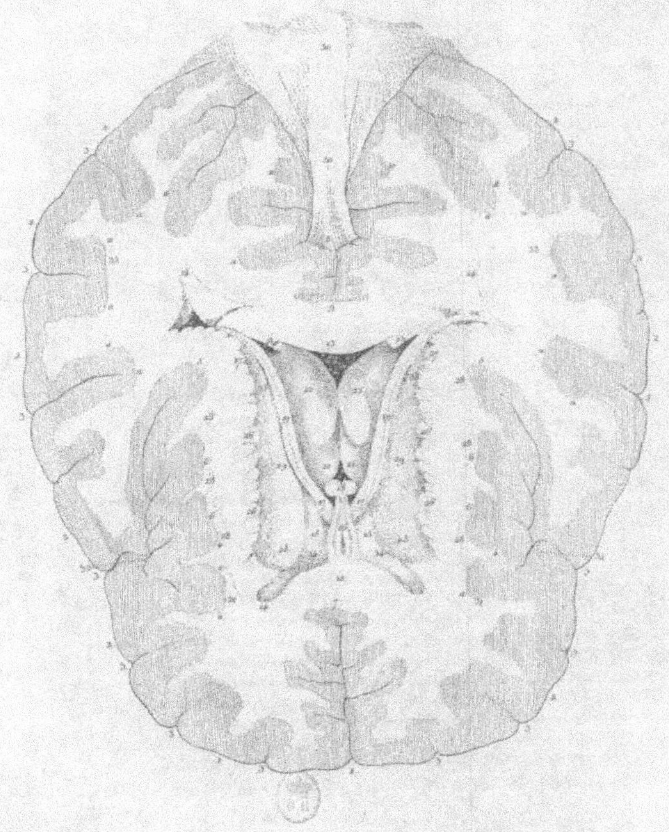

pense que l'on aura une idée suffisante des diverses formes sous lesquelles cette partie se présente.

1, 1, productions antérieures du triangle médullaire.

2, 2, productions ou piliers postérieurs du même triangle.

3, 4, 5, espace dans lequel se trouvent les filets qui composent la lyre ou *corpus psalloïdes*. Je n'ajoute rien sur les variétés de leur conformation; l'inspection seule en dit assez.

## PLANCHE VII.

Cette planche représente le cerveau vu en dessus, et dans lequel le corps calleux et la voûte à trois piliers étant enlevés, on a fait au bord externe des corps striés une coupe dirigée horizontalement de dedans en dehors, sans porter d'ailleurs aucune atteinte à la bandelette striée ou *tænia semi-circularis*, ni aux couches optiques. Tout le reste de la masse cérébrale est coupé au même niveau.

1, 2, 3, 2, 2, 2, 2, etc. circonférence du cerveau.

2, 2, 2, 2, 2, 2, etc. circonvolution du cerveau, dont on voit la substance grise ou cendrée à l'extérieur.

3, 3, 3, 3, 3, 3, 3, etc. portions des anfractuosités qui séparent les circonvolutions du cerveau, et dans lesquelles la pie-mère s'enfonce.

1, 7, division des lobes antérieurs du cerveau.

8, 9, séparation postérieure des hémisphères du cerveau.

3o, 3o, la dure-mère renversée en arrière.

10, 10, circonvolutions postérieures du cerveau, dont la substance grise est interrompue dans sa continuité par de petites lames blanches ou médullaires. Je dois ajouter ici une observation analogue que j'ai faite sur plusieurs sujets. Entre la substance cendrée que l'on trouve dans les circonvolutions extérieures, et les premières couches de la substance blanche qui leur sont contiguës, j'ai quelquefois remarqué une lame très-mince dont la couleur différoit beaucoup de celle des deux substances précédentes. Tantôt elle étoit d'un blanc plus mat, tantôt de couleur un peu jaunâtre, quelquefois d'une demi-transparence à peu près comme celle de la corne. Les lettres *a a a a*, etc. désignent la place où j'ai vu ces diverses nuances; elles m'ont surtout paru marquées à la suite des inflammations et congestions dont le cerveau étoit affecté. On m'a dit qu'un Anatomiste de Pavie a fait la même remarque, d'après laquelle il admet dans cet organe une substance de plus que celles que l'on a connues jusqu'ici. Il est très-probable que le changement de couleur qui produit la nuance dont j'ai parlé dépend de quelques circonstances particulières; d'ailleurs cette structure ne s'est représentée à moi que dans un petit nombre de sujets. On ne doit donc pas en tirer des résultats généraux pour l'Anatomie du cerveau,

55, 55, 55, 55, portions de la substance blanche ou médullaire du cerveau.

5, 52, 4, 5₁, 5, ces chiffres désignent de chaque côté la scissure de Sylvius, dont on voit le tronc de 52 à 54 ; la division antérieure, qui est la plus courte, de 4 à 5₁ ; et la postérieure, qui est beaucoup plus étendue, de 4 à 5.

6, 6, 6, 6, circonvolutions placées entre la scissure de Sylvius et les corps striés.

11, 11, circonvolutions cérébrales des lobes postérieurs qui font de chaque côté un trajet considérable dans la masse du cerveau.

12 et 13, filets médullaires dont la direction est horizontale, et qui sont des restes du corps calleux coupé en devant et en arrière.

14, 5₁, 14, 54, prolongemens ou sinus antérieurs, *cornua anteriora*, des ventricules latéraux.

18, coupe des deux piliers du triangle médullaire en devant.

16, portion antérieure du *septum lucidum*, dont on voit les lames écartées ; en devant est l'excavation placée entre elles : cette excavation est connue sous le nom de *fossa Sylvii*.

25, 25, coupe de la partie latérale et postérieure de la voûte à trois piliers ou triangle médullaire.

21, 21, 22, 22, couches optiques.

21, 21, tubercules antérieurs des couches optiques.

17, 55, 19, 20, ces chiffres indiquent de chaque côté la bandelette striée, ou demi-circulaire ; elle s'élargit et s'épanouit en 17, près du *septum lucidum*. Son volume diminue en 19 ; et en 20, elle disparoît et s'enfonce dans l'étui de l'hypocampe.

24, 24, partie antérieure de la cavité digitale.

25, 26, 27, 29, corps striés ou cannelés auxquels on a fait, vers leurs bords externes, c'est-à-dire dans la région la plus élevée de ces éminences, une coupe horizontale de dedans en dehors. Il résulte de cette préparation, 1°. des stries blanches transversales, marquées par les chiffres 26, 26, 27, et qui s'étendent du bord externe du corps strié vers la substance blanche des lobes moyens du cerveau ; 2°. une portion de substance grise arrondie vers le devant en 25, 25, plus étroite en 29, et terminée en 55 par un rétrécissement aigu. On voit dans tout cet espace des points rouges dus à la section des petits vaisseaux qui traversent cette substance, et des points blancs formés par la coupe des stries blanches très-déliées et presque perpendiculaires, qui de la voûte médullaire supérieure s'étendent vers la base du cerveau.

J'appelle la partie des corps striés représentée en 25, 29, 55, *portion supérieure et interne de ces corps* ; et je désigne les lames médullaires exprimées par les chiffres 26, 26, 27, par le nom de *portion supérieure* des stries du corps cannelé. Plus profondément on trouve une autre portion du corps strié, comme on peut le voir dans la planche suivante. *Voyez* planche VIII.

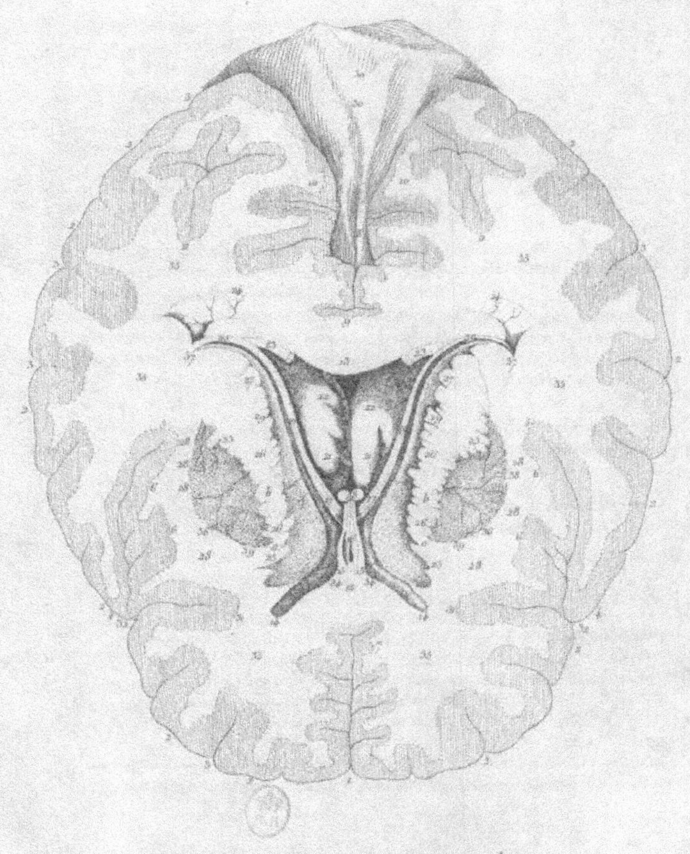

28, 28, 28, ces chiffres indiquent de chaque côté une trace légère de substance corticale placée longitudinalement entre la portion supérieure et externe des stries 26, 26, 27, et le bord interne 6, 6, 5, des circonvolutions cérébrales qui composent la division postérieure de la scissure de Sylvius.

On observera surtout dans cette planche et dans les deux suivantes quels sont les rapports du bord externe du corps strié avec la scissure de Sylvius, dont la branche postérieure 4, 5, suit à-peu-près la même direction que ce corps, duquel elle se rapproche en arrière en 5, 28, 27.

## PLANCHE VIII.

Cette planche représente une coupe du cerveau faite immédiatement au-dessous de la précédente, dont elle diffère en ce que la section des corps striés n'est pas horizontale; mais dirigée obliquement de dedans en dehors, et de haut en bas. Cette préparation montre la partie moyenne de ces corps dans toute son étendue : on y voit leurs deux portions internes et externes séparées par une rangée de stries blanches qui se continuent ; 1°. avec la partie supérieure de ces mêmes lames marquées dans la planche précédente en 26, 26, 27, etc. ; 2°. avec les stries intérieures, exprimées dans la planche suivante par les chiffres 33, 27, 42. 42. Dans cette coupe, comme dans celle qui précède, on n'a porté aucune atteinte aux couches optiques, ni à la bandelette striée.

L'explication de la planche précédente est commune à celle-ci dans une grande partie de son étendue. On la consultera pour les chiffres suivans.

1, 2, 2, 2, 2, 2, 2, etc. 3, 3, 3, 3, 3, 3. — 1, 7. — 8, 9. — 10, 10. — 32, 4, 31, 5. — 11, 11. — 12, 13. — 14, 54, 14, 34. — 18. — 16. — 23, 23, — 21, 21, 22, 22. — 17, 33, 19, 20. — 21, 21. — 28, 28, 28. — 6, 6, 6, 6.

On trouvera l'explication de tous ces chiffres dans celle de la planche VII. On remarquera seulement que le tronc 32, 4, de la scissure de Sylvius est plus court ici, parce qu'il est coupé plus profondément que dans la planche précédente. Tous les détails indiqués ci-dessus étant les mêmes que dans cette planche, on a cru devoir y renvoyer.

33, 33, 33, 33, 33, etc. substance blanche ou médullaire du cerveau.

25, 15, 29, 27, 26, 26, 36, ces chiffres désignent de chaque côté le corps strié ou cannelé dans toute son étendue.

On voit ici trois portions très-distinctes dans ce corps, dont deux sont de substance cendrée, et la troisième de substance médullaire. Des deux premières, l'une est interne, on la voit en 23, 25 et 29. Les mêmes chiffres la désignent dans la planche précédente où elle paroît; tandis que l'autre y est recouverte par la portion supérieure de la substance striée. Je suis donc fondé à regarder la portion grise et interne des corps striés comme supérieure, puisqu'elle est plus élevée que la portion externe qui est composée de la même substance. Cette dernière, marquée 36, 38, de chaque côté, est d'une forme ovale irrégulière. On y trouve comme dans l'interne : 1°. un très-grand nombre de points blancs dus à la section des filets médullaires qui la traversent ; 2°. des points rouges qui résultent de la coupe des vaisseaux par lesquels elle est arrosée. Cette portion externe est plus large et moins longue que l'interne.

La portion médullaire que cette préparation montre dans les corps striés, est placée au milieu des deux précédentes. On la voit en 26, 28, 35, 27 ; son trajet est oblique ; elle est composée de lames ou stries de longueur inégale ; bien différente de la portion interne des corps striés, dont la pointe est en arrière, sa partie la plus étroite est en devant en 26 ; c'est postérieurement en 35 et 27 que sa largeur est le plus considérable. On doit donc admettre dans le corps strié : 1°. une portion interne et supérieure qui est de couleur grise ; 2°. une moyenne qui est blanche ou striée ; 3°. une externe qui, comme la première, est formée de substance grise ou corticale. La portion moyenne communique antérieurement en 39, et postérieurement en 37, avec la substance blanche du cerveau ; en dessus elle sort du centre ovale, et des parties latérales du corps calleux qui recouvrent le bord supérieur des corps striés. Les planches suivantes feront voir comment cette même substance blanche se comporte au-dessous de la surface que je décris ici. Dans les démonstrations que l'on fait du cerveau, on ne parle point de la partie 36, 38 des corps cannelés ; et on se contente de faire voir les stries médullaires sans en déterminer ni la forme, ni l'étendue, ni les connexions. Cet examen m'a paru très-important, et je l'ai suivi dans le plus grand détail.

## PLANCHE IX.

On voit dans cette planche une coupe plus profonde que la précédente. Dans celle-ci la section est faite aussi suivant un plan oblique de haut en bas et de dedans en dehors ; mais une partie des couches optiques est comprise dans cette section. Elles ont été coupées quelques lignes au-dessus de la commissure antérieure, dont le développement se trouve dans la planche qui suit immédiatement celle-ci.

Plusieurs détails de cette planche lui sont communs avec les précédentes. Je me contenterai de les indiquer ici ; on aura recours, pour l'explication des chiffres suivans, à celle de la planche VII.

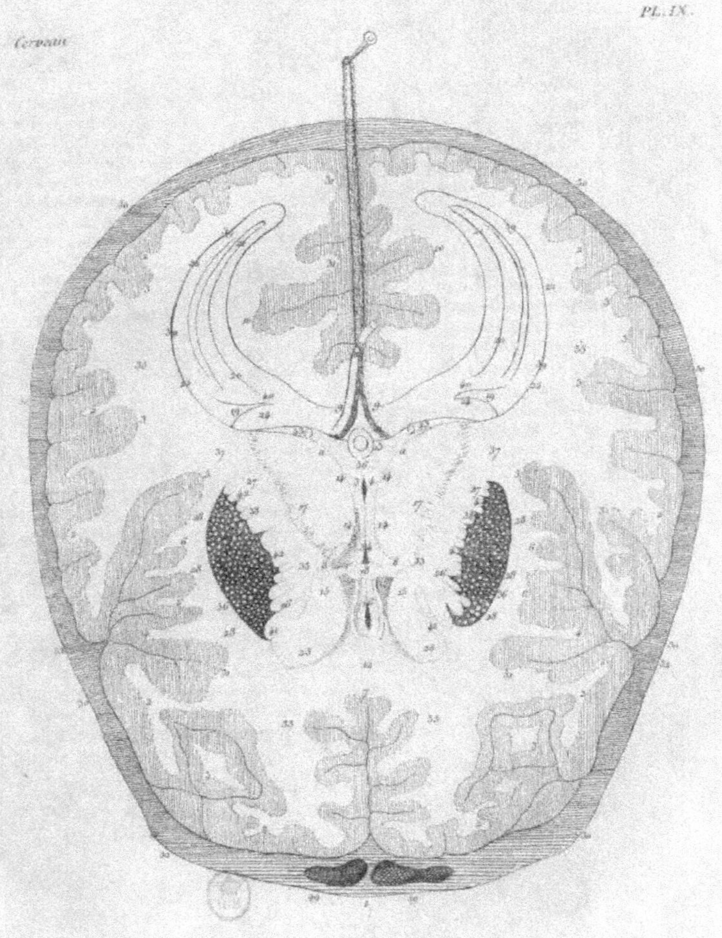

1, 2, 2, 2, 2, 2, etc. 3, 3, 3, 3, etc. —4, 4, 5, 5, 6, 6, 6, 6. —7, 12. —10, 10, —28, 28, 28, 28. —51, 51, 52 52.

Pour l'explication des chiffres 36, 35, 35, 58, etc. voyez celle de la planche VIII.

30, 30, 30, 30, etc. épaisseur des os du crâne qui ont été sciés horizontalement.

29, 29, sinus frontaux ouverts par la scie.

15, portion antérieure du *septum lucidum* dans laquelle on voit ses deux lames écartées former la fosse de Sylvius.

18, coupe des deux piliers de la voûte en devant.

8, 8, section de la partie antérieure du *tænia semi circularis*.

51, 51, 56, région inférieure ou fond du troisième ventricule formant une espèce de rigole.

15, glande pinéale rejetée en arrière. On voit en 56 l'extrémité postérieure de la rigole formée par le troisième ventricule, c'est là où commence le canal qui est creusé sous les tubercules quadrijumeaux, et qui établit une communication entre le troisième et le quatrième ventricule.

9, 9, plexus choroïde de la glande pinéale ou du troisième ventricule, qui est placé sous la membrane vasculaire, que recouvre la voûte à trois piliers, et dans l'épaisseur de laquelle se ramifient les veines de Galien.

51, 51, 11, anse de fil qui soutient ce plexus choroïde pour qu'on l'aperçoive plus facilement.

25, 25, coupe des piliers de la voûte en arrière.

24, 24, origine des cornes d'Ammon ou grands hypocampes.

19, 19, 39, 39, 39, 39, les deux cavités digitales ou ancyroïdes dont on voit les bords externes en 22, 22.

20, 21, 20, 21, saillie appelée vulgairement *ergot*, et que j'ai désignée par le nom de petit hypocampe.

40, 40, région dans laquelle les grands et petits hypocampes sont continus entre eux.

52, 4, 52, 4, tronc principal de la scissure de Sylvius, qui dans cette coupe, comme dans la précédente, est très-court.

11, 11, 17, 18, coupe de la couche optique, dans laquelle on voit un mélange assez irrégulier et confus en plusieurs points de substance blanche et grise. La plupart des petites stries blanches qu'on y observe se dirigent, les unes vers la partie postérieure du bord interne de cette couche, et les autres en dehors vers la substance blanche marquée 53, 27, avec laquelle elles se confondent.

14, 14, lignes blanches et semi-circulaires que j'ai vues très-exprimées dans un grand nombre de sujets le long du bord interne des couches optiques.

Les deux régions internes et externes des corps striés, que l'on a représentées dans la planche précédente, se voient ici en 15, 25, et en 56, 58.

15, 25, extrémité antérieure et arrondie de la portion supérieure et interne du corps strié. Elle s'étend plus bas que l'extrémité postérieure et aiguë de cette même portion, puisque la première existe encore dans cette coupe plus profonde que les précédentes, où l'extrémité postérieure paroît dans son entier : d'où il suit que le bord ou plan inférieur de cette portion interne du corps strié, quant à son volume, est large en devant et étroit en arrière, et que, relativement à sa direction, il est coupé obliquement de devant en arrière et de bas en haut.

56, 58, portion inférieure et externe du corps strié. La substance grise y est interrompue par un très-grand nombre de filets blancs qui la traversent, et dont on aperçoit ici la section sous la forme de petites taches blanches répandues irrégulièrement.

41, 26, 55, 27, substance blanche placée d'une part en 55, 27, entre les couches optiques 17, 18, et la portion externe des corps striés 56, 58, et de l'autre part en 41, 26, entre l'extrémité antérieure 25, 15, de la portion interne des corps striés, et la portion externe 56, 58, de ces mêmes corps. Il est nécessaire de comparer la substance blanche marquée dans cette planche, en 41, 26, 55, 27, avec celle qui est marquée dans la planche précédente, représentant une coupe supérieure en 26, 26, 55. Ces dernières stries sont continues avec celles 41, 26, 55, 27. On doit remarquer que l'extrémité *a b* des stries de la planche VIII, considérée en 41, 55, de la planche IX, paroît s'élargir un peu en s'enfonçant, et se diriger en dehors, de sorte que la portion 41, 26, 55, de ces stries vues dans la planche IX, qui répond à celles *a b* de la planche VIII, forme avec la partie 55, 27, de ces mêmes stries une ligne brisée. La comparaison de la portion blanche des corps striés représentée, dans cette planche, avec celle qui l'est dans les précédentes, est nécessaire pour bien comprendre la position respective des diverses régions de ces corps.

Toutes les mesures ont été prises rigoureusement avec le compas, et l'on peut s'en servir pour connoître les dimensions des différens espaces figurés dans ces planches.

42, 42, inégalités produites par la coupe dans le bord externe de la substance striée.

27, 37, région dans laquelle la substance blanche du cerveau communique avec celle de la portion striée 27, 55, etc.

45, 45, on y voit la substance blanche et striée se continuer avec un espace formé de substance également blanche située entre la scissure de Sylvius et la portion externe des corps striés.

Il résulte de cette exposition que les couches optiques sont séparées des corps striés par une rangée de lames blanches, 27, 55, à laquelle j'aurai plusieurs fois occasion de revenir.

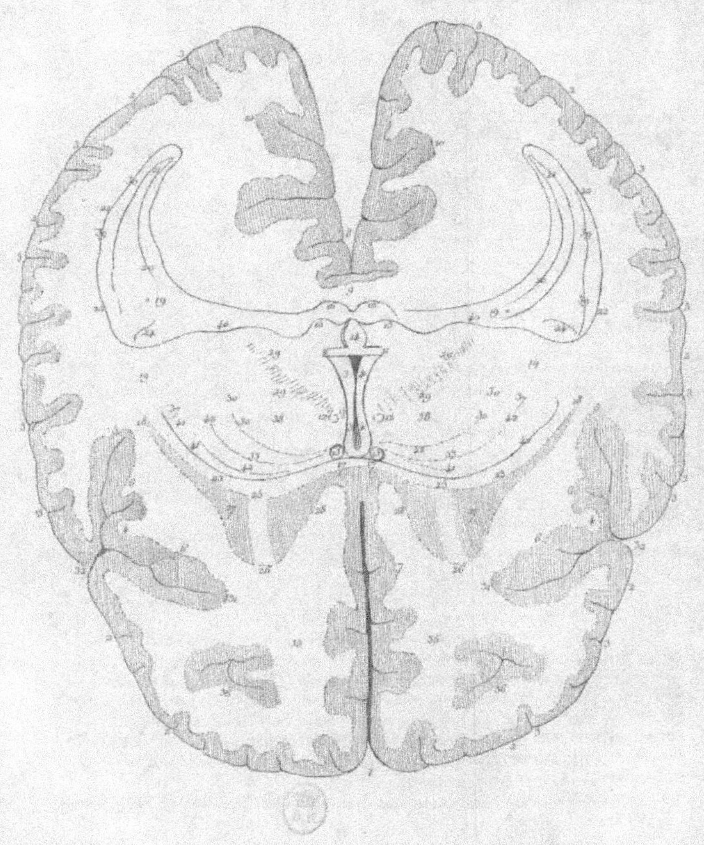

## PLANCHE X.

Cette planche représente une coupe horizontale du cerveau, faite en dessus et au niveau des deux commissures, de manière à montrer celle qui est postérieure, le développement de celle qui est antérieure, et le fond du troisième ventricule.

On trouve dans cette planche plusieurs détails déjà représentés dans celles qui précèdent, dont on consultera à leur sujet l'explication. Pour les chiffres suivans, voyez celle de la planche VII.

1, 2, 2, 2, etc. 3, 3, 3, 3, etc. — 32, 4, 5, 6, 6, 51. — 1, 7. — 10, 10. — 8, 9.

Pour les chiffres 55, 55, 55, etc. voyez celle de la planche VIII, et celle de la planche IX pour les chiffres 24, 24. — 19, 19, 39, 39, etc. — 20, 21, 20, 21. — 40, 40.

Ici, comme dans les deux planches précédentes, le tronc 32, 4, de la scissure de Sylvius est très-court. Dans les coupes qu'on a examinées jusqu'ici, la branche postérieure 4, 5, est beaucoup plus longue que l'antérieure 4, 51. Dans cette dernière au contraire les deux branches 4, 5, et 4, 31, sont à peu près égales.

36, 36, portions profondes des circonvolutions moyennes des lobes antérieurs.

34, 34, fond du troisième ventricule, qui paroît ici sous la forme d'une rigole.

11, 11, commissure postérieure qui ne se prolonge point par un *tractus* blanc qui lui soit particulier dans la substance du cerveau.

14, la glande pinéale. Entre cette glande et la commissure postérieure, on trouve, dans la plupart des sujets, plusieurs filets médullaires qui s'étendent transversalement d'un côté à l'autre.

15, 15, 16, 16, les tubercules quadrijumeaux. On voit les supérieurs ou *nates* en 15, 15, et les inférieurs ou *testes* en 16, 16.

17, 17, 25, 25, 22, 23, 18, 18, la commissure antérieure dans toute son étendue. La partie moyenne que l'on aperçoit en devant, en écartant les deux couches optiques, paroît la plus étroite, 17, 17 ; sa partie convexe se voit de chaque côté en 23, 25, et son extrémité en 18, 18 ; elle s'élargit depuis 25 jusqu'à 18 ; elle est fibreuse dans toute son étendue, comme M. Sabatier l'a démontré, surtout dans la région où sa largeur est la plus considérable. Elle aboutit de chaque côté en 18, 19, à la substance blanche qui forme en devant le plancher supérieur des cornes d'Ammon. L'origine de ces dernières est indiquée en 24, 24, et elles se dirigent vers 19, 19.

La commissure antérieure passe en devant dans l'épaisseur du corps strié, dont on voit une production arrondie en 27, 28, et une autre placée derrière et le long de la commissure en 41, 41, 41, 41.

De la partie antérieure et convexe de cette commissure, j'ai vu, dans un grand nombre de sujets, sortir des stries blanches plus étendues que toutes les autres, et qui se dirigeoient vers la substance médullaire des lobes antérieurs. Ces stries sont désignées en 25, 26; elles forment quelquefois une colonne blanche de chaque côté, dont le volume égale presque celui de la commissure antérieure, sur laquelle cette colonne tombe presque perpendiculairement. On trouve sur les côtés, en 27, 28, des stries beaucoup plus déliées, dont la direction est la même.

41, 41, 41, 41, 42, 42, portions des corps striés qui sont placés derrière la commissure antérieure.

Lorsqu'on enlève la masse cérébrale au niveau des deux commissures, on aperçoit immédiatement derrière la partie moyenne de celle qui est antérieure la coupe des deux piliers antérieurs de la voûte 13, 13.

Un peu plus loin et plus en arrière se trouve, en 12, 12, la section de deux petits cordons blancs très-distincts et très-constans, auxquels les Anatomistes n'ont point fait attention, et qui s'étendent des éminences mammillaires, où ils sont réunis avec les piliers antérieurs de la voûte, vers les tubercules antérieurs des couches optiques, marquées 21, 21, dans la planche IX.

29, 29, 29, 29, espace qui répond de chaque côté aux couches optiques, dont une grande partie est enlevée dans cette préparation.

35, 35, 42, 42, arcades plus ou moins régulières de substance blanche, qui semble partir des environs des piliers antérieurs de la voûte et qui se contournent derrière la commissure antérieure, dont elles suivent à peu près la courbure. Elles sont également traversées par un mélange de stries très-petites, blanches et cendrées, qui les coupe à peu près à angle droit. Toutes ces stries communiquent postérieurement avec la substance désignée, en 29, 29, 29, 29. Celles du côté droit s'écartent de celles du côté gauche, et elles deviennent divergentes à mesure qu'elles se dirigent en devant.

30, 30, 30, 30, 38, 38, substance blanche striée plus étroite intérieurement en 38, 38, plus large extérieurement en 30, 30, et qui occupe le milieu de la région comprise latéralement entre les deux commissures. Elle communique en 57, 57, avec la substance médullaire des lobes moyens.

Les portions exprimées en 27, 28, 41, 41, 42, 42 et 35, appartiennent aux corps striés, dans l'épaisseur desquels on voit la commissure antérieure; les portions désignées en 11, 11, 79, 29, 29, 29, appartiennent aux couches optiques. La substance blanche 38, 30, tient le milieu entre ces deux corps, et elle les pénètre en dessous, comme nous l'avons vue, dans les planches IX et X, les pénétrer et les diviser supérieurement.

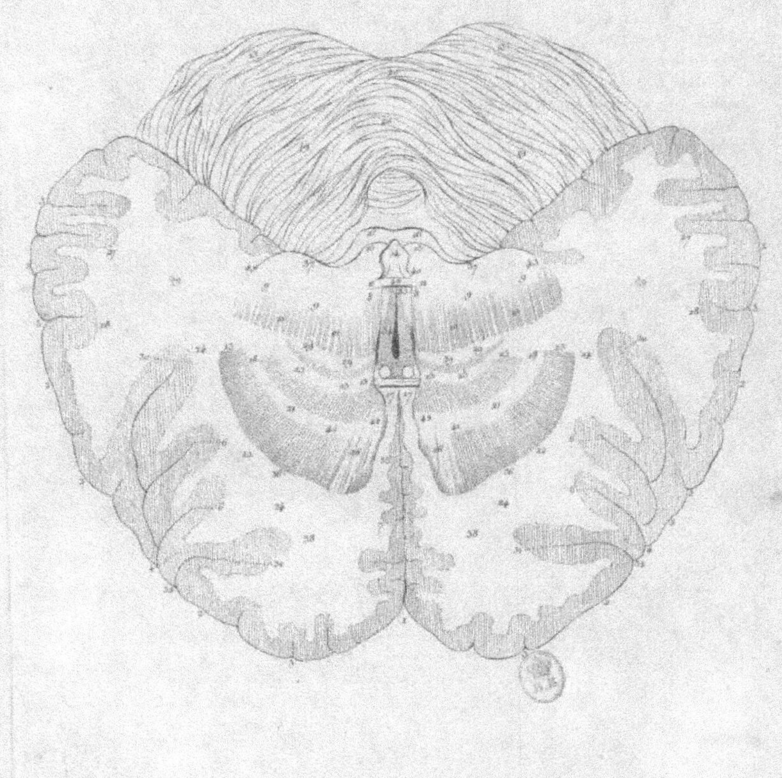

## PLANCHE XI.

Cette planche représente une coupe du cerveau faite en dessus et à la hauteur des deux commissures; mais dans laquelle, au lieu de suivre le plan des prolongemens latéraux de la commissure antérieure, on a étendu la section obliquement et plus profondément sur les côtés. La partie moyenne des commissures se voit ici comme dans la planche VIII; mais les parties latérales de la coupe que je décris sont placées au-dessous de celles de cette même planche. On trouve dans la planche X de la Névrographie de Vieussens, des détails analogues à ceux que je présente; et c'est après avoir recherché long-temps la préparation d'après laquelle cet auteur a dirigé son travail, que j'ai fait la coupe dont je rends compte ici. Le résultat de mes observations diffère de celui que Vieussens a tiré des siennes. C'est aux personnes versées dans la dissection du cerveau à nous juger.

Il est impossible, lorsqu'on dissèque ce viscère en dessus, de faire aucune coupe horizontale au-dessous de celle-ci : elle devoit donc être la dernière dans ce genre de préparation. On voit ici que les corps striés ont en devant une grande étendue : on doit l'attribuer à ce qu'ils s'élargissent à mesure qu'on s'éloigne de leur sommet vers la base du cerveau.

Pour reconnoître facilement la situation respective des différentes parties dans les coupes où la substance des couches optiques est entamée, il suffira de se souvenir que ces éminences sont toujours placées immédiatement derrière les colonnes ou piliers antérieurs de la voûte ou triangle médullaire : ainsi la coupe de ces piliers indique toujours la situation des couches optiques et des divers fragmens qui leur appartiennent. *Voyez* planche IV, fig. 2, 10, 18, 18, 19, 19; planche VII, 18, 21, 21, 22, 22; planche VIII, mêmes numéros; planche X, 18, 14, 14, 17, 18; planche XI, 13, 13, 12, 38, 29 et 30 ; enfin, dans la planche XI, 13, 13, 10, 10, 9, 11, 37.

1, 7, 7, 33, division des lobes antérieurs du cerveau.

2, 2, 2, 3, 3, 3, circonférence du cerveau. On voit en 3, 3, 3, l'adossement des circonvolutions.

32, 4, 33, 31, scissure de *Sylvius*, dont le tronc est exprimé en 32, 4, la branche postérieure en 4, 30; et l'antérieure, en 4 31.

6, 6, 6, 6, 5, 5, 27, 27, 28, 28, 35, 35, substance corticale des circonvolutions du cerveau.

58, 58, 59, 59, substance blanche ou médullaire du cerveau.

24, 24, trace légère de substance corticale placée suivant la direction d'une ligne courbe entre les corps striés et les circonvolutions de la scissure de *Sylvius.*

13, 13, 19, 19, place occupée par le cervelet.

20, 20, région où se trouve l'appendice vermiforme supérieur du cervelet.

17, 17, portion moyenne et fibreuse de la commissure antérieure. Les parties latérales manquent, parce qu'on a étendu la coupe plus profondément dans ces deux régions.

13, 13, coupe des productions ou colonnes antérieures du triangle médullaire vulgairement appelé du nom de *voûte à trois piliers.* L'intervalle qui se trouve ici entre ces deux colonnes tient à ce que toutes les parties qui forment les parois du troisième ventricule sont très-écartées l'une de l'autre, vu le tiraillement et l'espèce de violence que l'on ne peut se dispenser d'exercer lorsqu'on fait cette préparation.

31, excavation qui fait partie du pavillon de l'entonnoir.

33, partie postérieure du troisième ventricule. On voit en 8, 8, les parois de cette cavité.

11, 11, la commissure postérieure.

14, glande pinéale.

40, 40, filets médullaires convergens qui s'enfoncent dans la base de la glande pinéale. Ces filets se continuent avec les pédoncules de la glande pinéale. Voyez, pl. VI, fig. 1, 17, 19, 16 et 15.

15, 15, les tubercules quadrijumeaux supérieurs sur lesquels la glande pinéale est placée.

16, 16, tubercules quadrijumeaux inférieurs.

26, 56, 22, 23, limites antérieures et latérales des corps striés, ou arcades extérieures des stries de ces corps.

41, 21, 18, seconde arcade formée de stries.

17, 25, 25, troisième arcade de stries. Elle est plus intérieure et plus courte que les deux autres. Elle aboutit, comme les deux précédentes, à l'espace blanc et médullaire 23, 23.

29, 29, arcade la plus intérieure des stries. Le *tractus* blanc qui étoit placé entre 29, 29, et 10, 10, répondoit aux prolongemens latéraux de la commissure antérieure.

15, 42, 26, 15, 42, 26, deux *tractus* blancs de forme irrégulière qui se dirigent vers le devant, en divergeant un peu. Ils répondent à ceux qui sont désignés en 25, 26, planche XII.

10, 10, 10, 10, 40, 43, 43, 57, 57, 11, 11, 8, 8, 9, 9, limites de la coupe des couches optiques. On remarque en devant en 10, 10, quelques filets qui répondent aux corps striés.

En 37, 37, 43, 45, 9, 9, 9, 9, la substance corticale domine; mais elle est mêlée

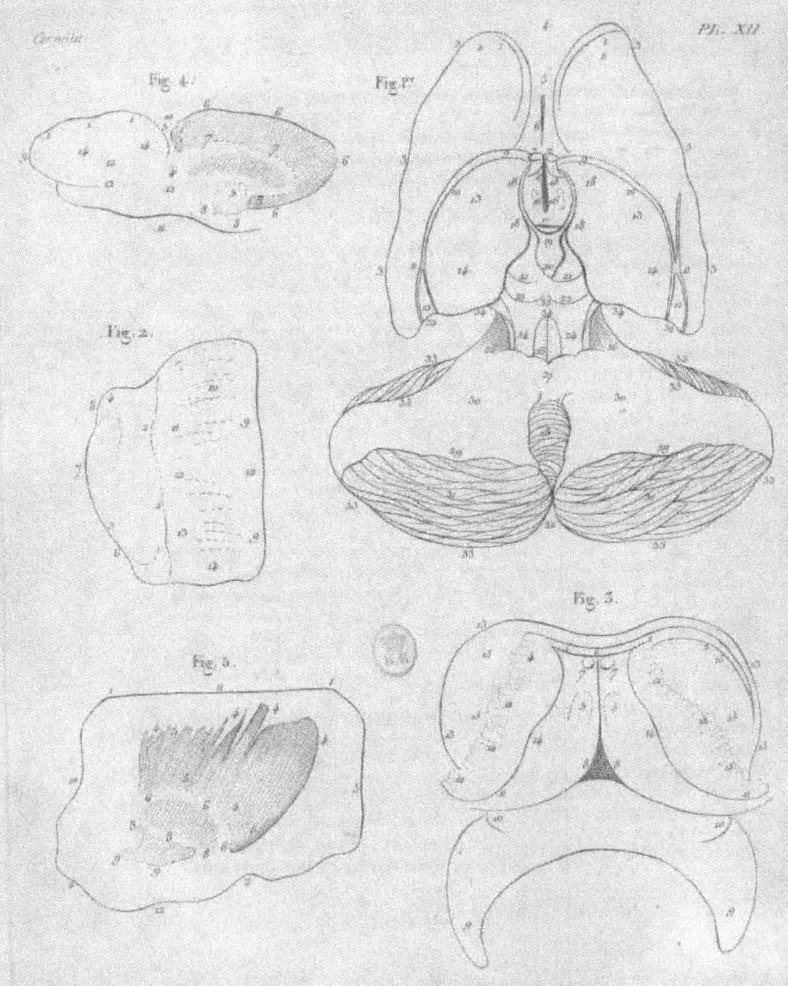
Fig. 4.
Fig. 1re.
Fig. 2.
Fig. 5.
Fig. 3.

avec la substance blanche qui y forme de petites taches ou stries légères que l'on aperçoit en regardant de très-près.

En examinant et comparant les corps striés et les couches optiques dans les planches VII, VIII, IX, X, avec la coupe de ces mêmes éminences dans la planche XI, on prendra une juste idée de la manière dont elles se touchent et se pénètrent à différentes hauteurs.

## PLANCHE XII.

Cette planche est principalement destinée à montrer les corps striés, isolés et sous différens aspects : on y voit aussi une coupe particulière du cervelet.

### FIGURE PREMIÈRE.

On aperçoit dans ce dessin les corps striés, les couches optiques, une variété de la bandelette striée ou *tænia semi-circularis*, le troisième ventricule très-ouvert, la glande pinéale, la lame médullaire du cervelet, improprement appelée *calvule du cerveau*, et une coupe du cervelet.

4, trace de la partie antérieure du corps calleux.

5, 6, partie inférieure du *septum lucidum*.

2, 2, 3, 3, 3, 3, 3, 3, 32, 32, corps striés.

1, 5, 1, productions ou cornes antérieures des ventricules latéraux.

7, 7, coupe des colonnes ou piliers antérieurs du triangle médullaire.

8, commissure antérieure.

17, commissure postérieure.

13, 14, 32, couches optiques dont on voit les tubercules postérieurs en 31.

9, 10, 11, 12, bandelette striée qui est évidemment fibreuse en 9, 9, et de laquelle se détachent des filets particuliers en 11, 11, 12. Ces filets ne sont point constans : c'est une variété que j'ai fait dessiner ici.

18, 18, 18, 18, 19, pédoncules de la glande pinéale qui se voient sur le bord interne et supérieur des couches optiques, et qui en 19 s'enfoncent sous la forme de filets très-déliés dans la glande pinéale. Indépendamment de ces filets, on trouve au devant de la base de la glande pinéale un *tractus* blanc et arqué qui établit une continuité entre les deux pédoncules.

20, la glande pinéale.

21, 21, les tubercules quadrijumeaux supérieurs.

22, 22, les tubercules quadrijumeaux inférieurs.

15, 16, 16, cavité du troisième ventricule dont les parois ont été écartées de force; 15, ouverture de l'entonnoir ou *infundibulum*; 16, 16, reste de la commissure molle des couches optiques qui a été rompue; 23, petit *tractus* médullaire blanc qui fait une légère saillie, et qui se dirige vers la partie moyenne et supérieure de la lame médullaire moyenne du cervelet.

25, la lame médullaire moyenne du cervelet, improprement appelée par Vieussens *la valvule du cerveau*. Elle est recouverte de plusieurs petits rubans de substance grisâtre dans leurs bords, et dont la direction est horizontale; ils répondent aux sillons de l'appendice vermiforme antérieur, dont il faut soulever la tête pour les apercevoir. Cette lame est arrondie vers le haut en 34.

24, 24, les colonnes de la lame médullaire, appelées par Petit de Namur, et depuis par Haller, *processus ad testes*, et par M. Malacarne *les portions ascendantes des bras du cervelet* (1).

Ces deux colonnes de substance blanche servent d'appui à la lame médullaire qui est placée entre leurs bords internes. Elles aboutissent postérieurement au cervelet.

26, 26, petits reliefs que l'on trouve le plus souvent le long du bord externe des colonnes susdites.

33, 33, 33, 33, 33, 33, circonférence du cervelet.

35, 35, portions des circonvolutions antérieures du cervelet.

31, 31, circonvolutions postérieures du cervelet. On remarquera qu'elles ne sont point parallèles entre elles, mais qu'elles se coupent en formant des angles très-aigus. M. Sœmmerring a bien connu cette structure, qui n'a point été convenablement représentée par Haller. *Fascicul.* VII, *tabul.* III, où les circonvolutions du cervelet sont toutes parallèles.

28, portion de l'appendice vermiforme supérieur.

27, 30, 30, 29, 29, centre médullaire du cervelet. Pour faire cette préparation, il faut couper horizontalement, et peu profondément, le cervelet; alors on trouve un espace, 27, qui réunit les portions blanches latérales 29 et 30 : si on coupoit plus profondément, on trouveroit les corps rhomboïdaux qui sont situés au-dessous de 30, 30, dans la direction des colonnes 25, 26, de la lame médullaire.

On voit donc que les portions blanches et latérales communiquent d'un côté à l'autre *dans le cervelet*, comme dans le cerveau.

## FIGURE II.

On y voit une couche optique et une portion du corps strié du côté droit.

4, 2, 2, 5, 5, la couche optique.

6, 7, 6, bord interne de cette même couche.

1, tubercule antérieur interne de la couche optique. C'est à ce tubercule qu'aboutit un *tractus* de substance blanche qui s'élève de l'éminence mammillaire.

2, 2, 2, 5, bord externe de la couche optique qui est continu avec le corps strié.

---

(1) Nuova esposizione del cervelletto umano. 1776, p. 102.

8, 9, 10, 11, 12, 13, 14, cet espace forme une bosse arrondie de haut en bas. On y remarque une espèce de grillage qui est composé de substance blanche, et qui s'étend aussi de haut en bas. Ce grillage laisse des écartemens plus ouverts en devant en 10 qu'en arrière en 13 et 14. Pour former ce grillage de substance blanche, au travers duquel on voit la substance grise du corps strié, tout l'art consiste à enlever doucement de dedans en dehors, et à la hauteur des couches optiques, la portion supérieure et interne des corps striés, à suivre ces stries blanches, en les ménageant, et à les arrondir de haut en bas, sans leur porter atteinte dans leur continuité. Il résulte de cette préparation un grillage de substance médullaire qui, sortant de la couche optique, enveloppe le côté externe de cette même couche, et la portion inférieure du corps strié qu'il sépare de la supérieure.

## FIGURE III.

Elle représente les couches optiques et une partie des corps striés et de la commissure antérieure.

1, 6, 1, 2, 3, portion de la commissure antérieure. On voit en 6, la partie moyenne. En 1, 1, on aperçoit une partie de cette commissure qui se confond avec les stries blanches du corps cannelé. En 2, 3, la partie latérale de la commissure se termine en pointe dans ce dessin, ce qui a été produit par la section oblique des corps striés.

7, 7, coupe des colonnes ou productions antérieures du triangle médullaire, vulgairement appelé *la voûte à trois piliers*.

5, 5, 8, 8, 14, 14, 11, 11, couches optiques. On voit en 5, 5, le tubercule antérieur et interne de cette couche; et en 11, 11, l'extrémité postérieure et aiguë de ces mêmes éminences.

13, 13, 13, 13, contour externe du corps strié.

15, 15, portion inférieure du corps strié coupé obliquement du haut en bas, et de dedans en dehors.

12, 12, 12, 12, stries blanches qui résultent de cette coupe faite en dédolant un niveau du bord supérieur et externe des couches optiques. La préparation exprimée par la figure seconde a été faite en arrondissant de haut en bas les stries blanches pour en former un grillage. Ici, au contraire, la section est dirigée de manière que l'on coupe ces fibres au lieu de les ménager. Le principal but de cette figure et de la précédente est de faire connoître la véritable disposition des stries du corps strié ou cannelé, et de montrer comment, en emportant une portion du contre formé par ces stries 10, 11, 12, 13, fig. 2, il en résulte des fragmens irréguliers de substance blanche, 12, 12. C'est en se rendant ainsi à soi-même un compte exact des divers procédés anatomiques, que l'on parvient à savoir quelle est la position respective de toutes les parties.

10, 10, origine de la corne d'Ammon ou grand hypocampe.

9, 9, partie de la cavité digitale ou prolongement postérieur des ventricules latéraux.

## FIGURE IV.

Elle représente une coupe verticale faite de devant en arrière le long de la partie interne de la couche optique et des corps striés.

10, bord supérieur; 11, bord inférieur; 6, extrémité antérieure; 7, extrémité postérieure.

6, 6, 6, 6, 6, contour du corps strié.

1, 1, 1, 9, 2, contour de la couche optique.

5, intervalle qui sépare le corps strié de la couche optique, et dans lequel passe la bandelette striée ou *taenia semi-circularis*.

7, 7, stries obliques du corps cannelé ou strié. Elles se continuent en dessous en 15 jusqu'au *tractus* de la substance corticale 5, 5.

14, 15, coupe de la couche optique dans laquelle on aperçoit les substances blanche et corticale mêlées intimement entre elles. C'est la dernière que l'on y trouve en plus grande quantité.

12, 12, 12, substance blanche située à la base de la couche optique et à la partie postérieure du corps strié.

8, 8, coupe du *tractus* optique. J'appelle ainsi deux cordons blancs arqués produits par la couche optique, et qui se trouvent dans la base du cerveau, où ils donnent origine aux nerfs optiques.

## FIGURE V.

Ce dessin montre une coupe du corps strié faite perpendiculairement de devant en arrière vers la partie externe, là où ces corps, considérés de haut en bas, ont le plus d'étendue.

11, bord supérieur; 12, bord inférieur; 5, extrémité antérieure; 10, extrémité postérieure.

4, 4, 4, 4, extrémité supérieure des stries qui sont plus rapprochées en 5, 5, 5.

6, 6, 6, arcade d'où ces stries naissent.

7, 7, second ordre de stries plus courtes.

8, 8, 8, 9, 9, stries plus courtes encore, et situées au-dessous de toutes les autres.

1, 11, 1, 5, 2, 12, 2, 10, substance blanche dont les stries susdites sont environnées.

Il sera utile de comparer les figures 4 et 5, de cette planche avec les planches VIII, IX et X, où sont aussi représentées les stries des corps cannelés, sous d'autres aspects et dans des coupes horizontales.

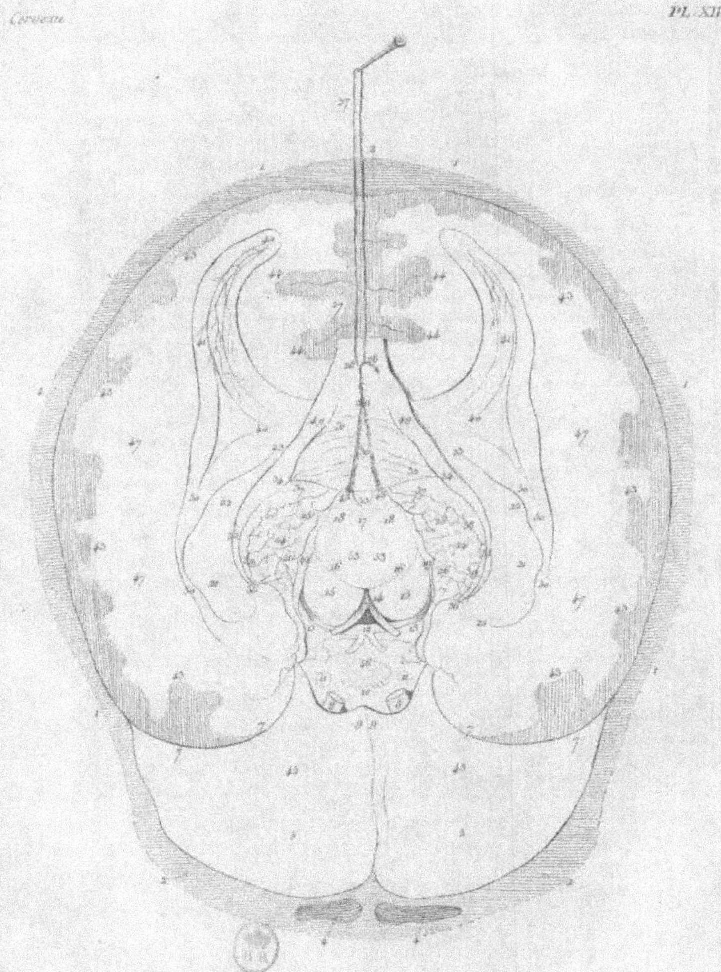

## PLANCHE XIII.

Cette planche a pour objet de faire voir le triangle médullaire ou voûte à trois piliers, et la bandelette de l'hypocampe, ou corps bordé, *corpus fimbriatum*, le grand hypocampe lui-même ou corne d'Ammon, et sa portion corticale et godronnée dans leur entier, avec une partie des circonvolutions profondes qui leur servent de plancher.

Pour faire cette préparation, qui offre des détails curieux, il faut découvrir les corps striés, les couches optiques, la glande pinéale et les tubercules quadrijumeaux. Alors, après avoir renversé le triangle médullaire en arrière, on détache la partie postérieure des couches optiques, de toutes ses adhérences, on la soulève fortement, et on sépare tout-à-fait cette masse du reste du cerveau, en coupant un peu obliquement de devant en arrière dans l'épaisseur de la protubérance annulaire, et en dirigeant la section vers l'origine des nerfs de la troisième paire. Il faut aussi enlever toute la portion du cerveau qui remplit les fosses antérieures du crâne, et qui recouvre la selle turcique. Ce procédé est le seul qui me paroisse convenable pour mettre à découvert toute l'étendue des hypocampes et de leur bandelette.

1, 1, 1, 1, 1, coupe horizontale des os du crâne.

2, 2, région latérale externe de l'os frontal, où l'épaisseur est très-marquée.

4, 4, ouverture des sinus frontaux.

3, épaisseur de la région occipitale.

13, 13, 13, 13, coupe des circonvolutions du cerveau près de la substance corticale.

14, 14, 14, 14, coupe de la substance corticale des lobes postérieurs.

17, 17, 17, 17, coupe de la substance médullaire, avec des points rouges qui sont dus à la section des artérioles.

5, 5, 15, 15, fosses antérieures ou frontales du cerveau. En 5, 5, sont les voûtes orbitaires.

7, 7, 7, 7, rebords ou saillies en forme d'arcades qui séparent les fosses antérieures d'avec les fosses moyennes du cerveau.

9, 9, 9, 9, contour antérieur de la selle turcique.

8, 8, nerfs optiques coupés.

12, 11, section des deux artères carotides.

10, glande pituitaire placée dans la fosse qui porte le même nom.

16, pédicule de l'entonnoir ou *infundibulum*, implanté au milieu de la face supérieure de la glande pituitaire.

12 . 13 , 13 , bifurcation de l'artère vertébrale : c'est en 12 que naissent les artères communiquantes qui s'anastomosent avec les branches de l'artère carotide.

14 , origine des nerfs moteurs des yeux, ou de la troisième paire. Ces nerfs sont placés dans l'angle que forment les jambes du cerveau lorsqu'elles se réunissent pour s'enfoncer dans la protubérance annulaire.

15 , 15 , 16 , 16 , 18 , 18 , 55 , 55 , coupe faite un peu obliquement de haut en bas, et de derrière en devant, depuis le sommet des tubercules quadrijumeaux jusqu'au point où les jambes du cerveau s'enfoncent dans la protubérance annulaire.

15 , 15 , coupe oblique des jambes du cerveau.

16 , 16 , coupe de l'espace noirâtre, qui fait partie des jambes du cerveau près de l'angle de leur réunion. J'appelle cet espace *tache noire*, ou *locus niger crurum cerebri*.

18 , 18 , espaces arrondis et de couleur grise.

55 , 55 , espaces également arrondis et de la même couleur. Ces espaces répondent, en grande partie, aux tubercules quadrijumeaux.

17 , coupe du canal creusé sous la commissure postérieure et sous les tubercules quadrijumeaux. Ce canal établit une communication entre le troisième et le quatrième ventricule.

55 , glande pinéale soutenue sur une portion des tubercules quadrijumeaux dont on a ménagé le sommet.

48 , 48 , quelques lames ou circonvolutions du cervelet que l'on aperçoit sur les côtés.

19 , 19 , bord interne de la tente du cervelet que l'on voit latéralement. C'est le long de ce bord, et en dedans, que se trouvent les cordons des nerfs de la quatrième paire, appelés *pathétiques*.

29 , 30 , plexus choroïde de la glande pinéale ou du troisième ventricule, soutenu par un fil en forme d'anse, 27 , 27 .

28 , 28 , 51 , 51 , 49 , 49 , triangle médullaire ou voûte à trois piliers.

28 , 28 , les deux piliers ou colonnes antérieures du triangle médullaire.

49 , 49 , 54 , 54 , les deux colonnes postérieures de ce triangle.

51 , 52 , région moyenne du triangle médullaire où se trouvent des reliefs, dirigés suivant des lignes courbes et transversales assez irrégulières : c'est ce qu'on appelle *la lyre*. *Voyez* planche V , fig. 6 et 7 ; et planche VI , fig. 2 , n.ºˢ 14 et 16 ; et fig. 3 , 4 , 5 et 6 , où sont dessinées les variétés de cette production.

51 , 55 , 56 , la bandelette de l'hypocampe, qui est en prolongement du triangle médullaire. Elle est située le long du bord interne de l'hypocampe : son volume décroît à mesure qu'elle se porte en devant, où elle finit en pointe en 56. Son bord externe est convexe ; son bord interne est libre et flottant au-dessus de la portion godronnée de l'hypocampe ou corne d'Ammon.

57 , 58 , 59 , 57 , 58 , 59 , portion godronnée qui accompagne la corne d'Ammon. Ce

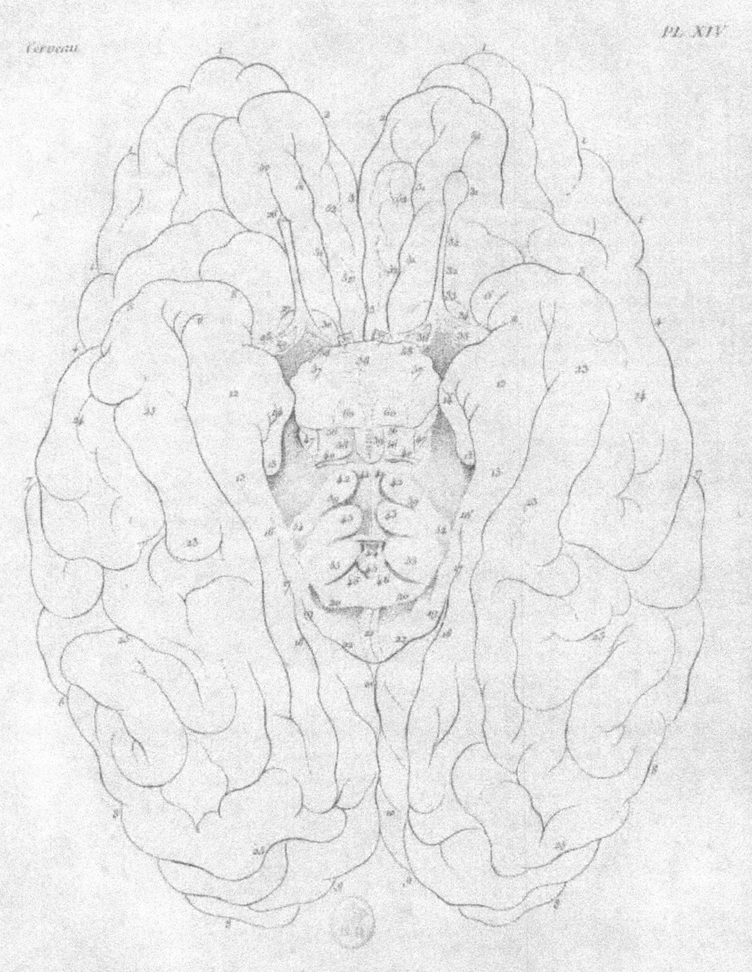

*tractus* est formé de substance corticale. Je l'ai appelé *bord interne et dentelé* de la corne d'Ammon dans le volume de l'Académie royale des Sciences pour l'année 1781, page 610, p, p; il diminue de volume à mesure qu'il s'avance vers la partie antérieure où il finit en pointe. Ici sa naissance est cachée : on la voit en 20, 20, dans la planche suivante. Planche XIV.

20, 21, 22 et 23, corne d'Ammon, ou grand hypocampe, ou hypocampe proprement dit. Cette production est étroite en 23, près de son origine et sur les côtés de l'extrémité postérieure du corps calleux; elle s'élargit en 22 et en 21. En 20, 20, ces productions se terminent par un élargissement où se trouve un mélange de substance blanche et grise. C'est près de cet élargissement, et en soulevant les circonvolutions qui le cachent inférieurement, que l'on parvient, par la base du cerveau, jusqu'à la cavité des ventricules, sans avoir fait aucune section dans ce viscère.

50, 50, 50, 50, partie d'une excavation que l'on doit regarder comme le prolongement inférieur des ventricules latéraux. Cette excavation se termine aussi en pointe vers l'élargissement de l'hypocampe.

24, 25, 26, circonvolutions profondes du cerveau. Elles sont disposées sur un plan oblique de haut en bas et de devant en arrière, comme les cornes d'Ammon elles-mêmes; elles ont une forme différente des autres circonvolutions du cerveau. On voit en 25, 26, deux petites anfractuosités. J'appelle ces circonvolutions le plancher inférieur des grands hypocampes. Le plancher supérieur de ces productions est arrondi, et forme une voûte ou concavité qui appartient à l'étui des cornes d'Ammon, c'est-à-dire au prolongement inférieur des ventricules supérieurs ou latéraux.

40, 41, 42, cavité digitale dans laquelle est un relief, 41, 42, connu vulgairement sous le nom d'*ergot*, et que j'ai appelé *le petit hypocampe*; la surface de cette cavité est comme celle de la corne d'Ammon, enduite de substance blanche : c'est aussi cette substance qui domine sur la surface de l'excavation formée par le prolongement inférieur des ventricules latéraux. On y aperçoit dans quelques points la substance corticale. C'est dans cette excavation que sont logés en partie les plexus choroïdes des ventricules latéraux.

## PLANCHE XIV.

Cette planche représente la face inférieure du cerveau : on y aperçoit les circonvolutions moyennes et postérieures de ce viscère, que le cervelet cache lorsqu'on ne l'a point enlevé. Pour avoir une bonne idée de ce dessin, on doit faire attention aux détails suivans. Que l'on imagine le cerveau dégagé de ses adhérences, hors de la boîte osseuse du crâne, et vu par sa base, qui est ici supposée en dessus. Pour faire cette préparation, j'ai relevé le cervelet, je l'ai porté de derrière en devant, et je l'ai détaché tout-à-fait en faisant une section au-dessous de la lame médullaire ou valvule de Vieussens. Dans cette situation forcée on voit la partie postérieure du corps calleux et du triangle médullaire ; la glande pinéale est dirigée en bas ; les tubercules quadrijumeaux sont disposés de sorte que ceux qui sont inférieurs dans la position naturelle, deviennent ici supérieurs. La partie cintrée de la lame médullaire, ou valvule de Vieussens, qui est placée en dessus, doit ici se voir en dessous. Les deux circonvolutions cérébrales qui répondent au grand hypocampe sont ici plus écartées que dans l'état naturel ; elles font plus de saillie, et il est plus facile de les observer.

1, 1, 1, 1, 1, 2, 2, contour du lobe antérieur du cerveau.

3, 3, les deux bords internes de ces lobes rapprochés et contigus en devant.

7, 8, 8, 8, 9, contour des lobes moyens et postérieurs du cerveau.

10, 10, bords internes des lobes postérieurs rapprochés et contigus.

4, 4, séparation des lobes antérieurs et moyens. C'est là que se trouve un enfoncement qui mène à la scissure de *Sylvius*.

6, 5, saillie que fait dans la base le lobe moyen du cerveau. Entre cette élévation et le lobe antérieur est un enfoncement considérable couvert par des lames de l'arachnoïde, qu'on est obligé de couper pour pénétrer jusqu'à l'origine de la scissure de *Sylvius*, et pour découvrir la racine externe de la première paire de nerfs.

31, 32, 33, nerf olfactif gauche. On voit en 34, 35, 36, ses racines, dont l'une, 34, est externe ; l'autre, 36, est interne ; la troisième, 35, est moyenne. Le cordon de ce nerf, plus large en 33, se rétrécit, en 32, 32, et il se termine par un renflement, 31, qui est, en grande partie, composé de substance corticale très-molle.

26, 27, 28, 29 et 30, portion du nerf olfactif droit. On voit ses trois racines en 28, 29 et 30. Ce cordon nerveux est coupé verticalement. En 26, on voit qu'il est triangulaire.

21, 30, portions d'une anfractuosité longitudinale, suivant laquelle ce nerf est placé. Cette anfractuosité s'étend toujours en devant un peu plus loin que le nerf, comme on voit du côté gauche en 31, 30. Dans l'état naturel ces deux nerfs sont convergens en devant, comme on peut le voir dans la planche XV. Ici ils divergent au contraire, parce que les deux lobes antérieurs sont beaucoup plus écartés en 2, 2, qu'ils ne devroient l'être, ce cerveau ayant été dérangé par la préparation.

51, 51, circonvolution parallèle au bord interne du nerf olfactif.

52, 52, autre circonvolution également longitudinale, parallèle au bord interne du lobe antérieur, à la circonvolution précédente et au nerf olfactif lui-même.

59, valvule de Vieussens, ou lame médullaire moyenne du cervelet.

56, 56, colonne de la lame médullaire du cerveau.

58, 56, 56, 57, 57, 58, coupe de la protubérance annulaire, vers la région où se termine la valvule de Vieussens, et où les jambes du cerveau s'implantent dans la protubérance.

56, raphé de la protubérance annulaire, qui est plus marqué en dessus qu'en dessous.

57, 57, filets blancs et gris dirigés transversalement.

58, 58, portion de la surface convexe de la protubérance annulaire qui est formée d'une couche ou lame de substance blanche.

60, 60, espaces arrondis de substance grise qui forment le plancher inférieur du quatrième ventricule.

47, 47, petits reliefs placés des deux côtés des jambes du cervelet.

40, 40, cordons des nerfs de la quatrième paire, ou pathétiques. On voit leurs racines divergentes au nombre de deux ou trois en 41, 41, entre la lame médullaire du cervelet et les tubercules quadrijumeaux inférieurs.

42, 42, tubercules quadrijumeaux inférieurs qui se rétrécissent en 59, 59, et qui se terminent en 54, 54, par des éminences arrondies.

43, 43, tubercules quadrijumeaux supérieurs, sur lesquels, dans la position naturelle, la glande pinéale est placée. Ici ces tubercules se trouvent en dessous; mais il ne faut point oublier que, toutes ces parties ayant été relevées et rejetées de bas en haut et de derrière en devant, leur situation est inverse.

55, 55, arrondissement postérieur des couches optiques qui se terminent en arrière de chaque côté par un gros tubercule.

45, glande pinéale qui est ici pendante, tandis que dans l'état naturel, elle est située obliquement sur les tubercules quadrijumeaux supérieurs. *Voyez* la planche X, n°°. 14, 15, 16.

44, filets blancs dont la direction est transversale, et qui appartiennent à la commissure postérieure; il s'en détache quelques stries blanches qui pénètrent dans la base de la glande.

46, 46, partie postérieure du triangle médullaire.

21, 22, 22, extrémité postérieure du corps calleux. On voit en 21 le prolongement du raphé de ce corps.

En examinant les parties latérales de la région postérieure et inférieure du corps calleux, on y remarque:

1°. En 20, 20, l'origine de la portion grise et interne ou godronnée de la corne d'Ammon. C'est cette portion que l'on voit planche XIII, en 57, 58, 59, et dont l'origine est cachée dans cette même planche en 37 par la partie latérale et postérieure du triangle médullaire. Cette disposition est très-importante à connaître, parce qu'elle distingue le cerveau de l'homme d'avec celui des quadrupèdes en général, dans lesquels cette portion grise ou corticale de la corne d'Ammon est d'un très-grand volume, et se montre sous la forme d'un arrondissement ou tête située entre la voûte à trois piliers et les couches optiques. Les singes sont les seuls dans lesquels la structure de cette portion grise soit à peu près la même que dans l'homme.

2°. On voit en 19, 19, l'origine d'une circonvolution cérébrale qui s'étend longitudinalement vers 17, 16, c'est-à-dire vers l'élargissement 12, 13, qui répond à l'extrémité antérieure et inférieure de la corne d'Ammon.

16, 16, autre circonvolution longitudinale qui contribue, conjointement avec la précédente, à la formation de celle qui est marquée 12, 13, 16.

12, 13, 14, 15, 16, circonvolution longitudinale qui s'élargit en devant en 13, 12, où elle est percée d'un grand nombre de trous pour le passage des vaisseaux sanguins, et qui, en 14, 15, se recourbe en dedans et forme un crochet. C'est en soulevant cette extrémité que l'on parvient dans les ventricules latéraux sans faire aucune section aux parties qui les composent.

La portion 12, 13, correspond à l'élargissement de la corne d'Ammon. J'appelle la circonvolution marquée 12, 13, 16, 17, *la circonvolution du grand hypocampe*; et la portion recourbée 14, 15, *le crochet* de cette circonvolution. C'est pour montrer la partie 21, 22, 22, du corps calleux, l'origine 20, 20, de la portion cendrée et godronnée du grand hypocampe, et la naissance de la circonvolution 19, 17, qu'il a fallu relever et rejeter en devant la glande pinéale 45, les tubercules quadrijumeaux 43, 42, 43, la lame médullaire 56, 59, et la masse de substance blanche des jambes du cervelet marquée 58.

23, 23, 23, 23, circonvolution longitudinale située à la partie externe de celle du grand hypocampe.

24, 24, 24, 24, autres circonvolutions à peu près longitudinales et parallèles aux précédentes.

25, 25, 25, 25, 25, circonvolution dont la forme s'éloigne de celles dont je viens de parler.

Il résulte de mes observations que les circonvolutions du cerveau, considérées dans la base de ce viscère, sont plus ou moins longitudinales et parallèles dans le milieu, tandis que sur les côtés, et vers les bords, leur direction est très-irrégulière. Il résulte de plus que la forme et la disposition des circonvolutions cérébrales de l'homme, sont plus constantes et beaucoup moins variables dans la base que dans la partie supérieure et convexe de ce viscère.

## PLANCHE XV.

Les objets que présente cette planche sont très-importans à connoître : elle est destinée à faire voir la base du cerveau et les nerfs qui en sortent. Il ne faut pas écrire, comme quelques-uns l'ont avancé, que les nerfs naissent des

Fig. 1re.

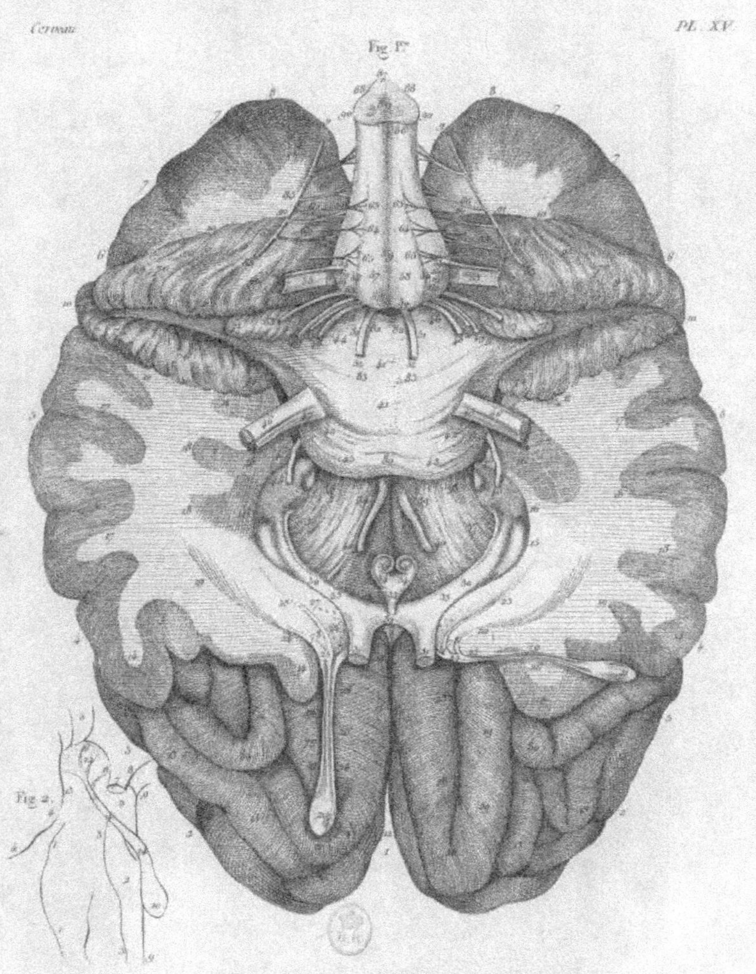

Fig. 2.

membranes de ce viscère : tous sont fournis par divers amas de substance blanche, dont il est nécessaire de bien déterminer la forme.

Les nerfs diffèrent dans leur origine ;

1°. A raison de leur consistance. Il y en a qui sont tout-à-fait mous et pulpeux, comme le nerf olfactif et le nerf auditif.

2°. A raison de la région d'où ils sortent. Les uns naissent du cerveau, d'autres des jambes de ce viscère; d'autres du pont de Varole; quelques-uns des jambes du cervelet, et plusieurs de la moëlle allongée.

3°. A raison des racines plus ou moins profondes qu'ils jettent dans l'intérieur de la substance médullaire. Il y en a qui, comme la première, la seconde et la troisième paires, peuvent être suivies jusque dans l'intérieur des éminences d'où ils sortent; d'autres, comme la quatrième, la sixième et la septième paires, ne font aucun trajet reconnoissable dans l'intérieur du cerveau.

4°. A raison des filets dont ils sont formés, et de la disposition de ces filets. Dans la huitième paire, les filets sont parallèles et distribués suivant une rangée transversale de droite à gauche; dans la neuvième paire, ils sont disposés par faisceaux; dans la cinquième paire, les filets sont réunis en un gros cordon; la sixième a la forme d'un ruban aplati. Dans les nerfs olfactifs il n'y a point de filets.

5°. A raison de leur direction dans le lieu de leur origine. Les uns suivent une ligne droite dès leur naissance; les autres, comme la première et la seconde paires, forment une ligne courbe en sortant du cerveau.

6°. A raison de leur grosseur, M. Soemmerring a établi la série suivante : (1)

Les nerfs optiques sont les plus gros; viennent ensuite les nerfs moteurs communs des yeux, le nerf auditif, la paire vague, la neuvième paire, le nerf communiquant de la face ou portion dure de la septième paire, la sixième paire, le nerf glosso-pharyngien, et le nerf de la quatrième paire. Je n'ai qu'une seule remarque à faire sur cette série; c'est que le nerf auditif égale souvent en volume le nerf de la troisième paire, et qu'il m'a paru quelquefois le surpasser.

---

(1) *De basi Encephali*, pag. 15.

7°. A raison de la place qu'ils occupent. En les considérant de devant en arrière dans la base du cerveau, on leur a donné les noms de 1<sup>re</sup>, 2<sup>e</sup>, 3<sup>e</sup>, 4<sup>e</sup>, 5<sup>e</sup>, 6<sup>e</sup>, 7<sup>e</sup>, 8<sup>e</sup>, 9<sup>e</sup> et 10<sup>e</sup> paires. Mais les progrès de l'anatomie ne permettent plus que cette nomenclature subsiste : 1°. parce que sous le nom de 7<sup>e</sup> paire on comprend deux nerfs très-différens l'un de l'autre, savoir le nerf auditif et le nerf communicant de la face ou facial ; 2°. parce qu'on rapporte également à la 8<sup>e</sup> paire deux nerfs qui sont la paire vague et le nerf glosso-pharyngien ; 3°. parce que la 10<sup>e</sup> paire a tous les caractères des nerfs cervicaux. Il faudroit donc, si l'on employoit une nomenclature analogue à la précédente, y faire la réforme suivante ; et en considérant toujours les nerfs de devant en arrière, on auroit ce tableau :

| | |
|---|---|
| La 1<sup>re</sup> paire de nerfs, | L'olfactif. |
| La 2<sup>e</sup> paire, | L'optique. |
| La 3<sup>e</sup> paire, | Les moteurs communs des yeux. |
| La 4<sup>e</sup> paire, | Le pathétique. |
| La 5<sup>e</sup> paire, | Les trijumeaux. |
| La 6<sup>e</sup> paire, | Le moteur externe de l'œil. |
| La 7<sup>e</sup> paire, | La portion molle de la 7<sup>e</sup> paire. |
| La 8<sup>e</sup> paire, | La portion dure de la 7<sup>e</sup> paire. |
| La 9<sup>e</sup> paire, | Le rameau lingual de la 8<sup>e</sup> paire de Winslow. |
| La 10<sup>e</sup> paire, | La paire vague. |
| La 11<sup>e</sup> paire, | Le nerf lingual proprement dit. |
| La 12<sup>e</sup> paire, | Le sous-occipital. |

Qui ne voit pas combien il seroit difficile de graver tous ces changemens dans sa mémoire ; d'appeler par exemple, la 10<sup>e</sup> paire celle que l'on connoît sous le nom de la 8<sup>e</sup>, et la 11<sup>e</sup> celle qui est actuellement la 9<sup>e</sup> paire ? D'ailleurs de pareils noms ne donnent aucune idée des usages auxquels ces nerfs peuvent servir, ni des parties auxquelles ils se distribuent. Je crois qu'il est indispensable de suivre une autre marche dans cette nomenclature. Je propose la synonymie suivante :

| | |
|---|---|
| 1. Les nerfs olfactifs. | *Caruncula mamillares* Math. de Grad. |
| | *Processus ad nares* Gouth. d'Andernac. |
| | 8<sup>me</sup> par Spigel. |
| | 1<sup>re</sup> paire de Willis et des modernes. |

2. Les nerfs optiques. — *Nervus visivus, seu visorius*, Carpi.
1<sup>er</sup> *par antiquorum.*
2<sup>e</sup> paire de Willis et des modernes.

3. Les nerfs oculo-musculaires. — 2<sup>da</sup> par Fallop et Vesal.
Nerfs moteurs communs des yeux, Winslow.
3<sup>e</sup> paire de Willis et des modernes.

4. Les nerfs pathétiques. — *Minor propago 3<sup>æ</sup> paris, id est 5<sup>æ</sup> recentiorum*, Fallop.
*Gracilior radix 5<sup>æ</sup> paris, id est 5<sup>æ</sup> recentiorum*, Vesal.
*Nervus qui prope nates oritur*, Eustach.
9<sup>na</sup> par Cortes et Columb.
4<sup>e</sup> paire ou nerfs pathétiques de Willis et des modernes.

5. Les nerfs trijumeaux. — *Nervus anonymus, trigeminus multorum.*
5<sup>na</sup> par Fallop et Vesal.
5<sup>e</sup> paire de Willis et des modernes.
Trijumeaux de Winslow.

6. Les nerfs abducteurs de l'œil. — 4<sup>na</sup> par Fallop.
*Radix gracilior 5<sup>æ</sup> paris, id est 7<sup>æ</sup> recentiorum*, Vesal.
*Par oculis prospiciens.*
8<sup>na</sup> par Casp. Bauhin.
6<sup>e</sup> paire de Willis et des modernes.
Nerfs oculo-musculaires, ou moteurs externes de Winslow.

7. Les nerfs auditifs. — 2<sup>na</sup> par Alexand. Benedict.
4<sup>na</sup> par Carol. Stephan.
5<sup>na</sup> par Vesal. *et aliorum.*
6<sup>na</sup> par V. Horne.
Portion molle de la 7<sup>e</sup> paire des modernes.

8. Le nerf facial. — *Distinctus à molli nervus*, Fallop.
*Portio, ut præcedens, 5<sup>æ</sup> paris, id est 7<sup>æ</sup> recentiorum*, Vesal, etc.
Portion dure de la 7<sup>e</sup> paire des modernes.
Le petit sympathique de Winslow.
*Nervus communicans faciei*, Wrisberg, Sœmmerring, *et aliorum.*

9. Le nerf glosso-pharyngien. — *Qui ad musculos linguæ et faucium tendit*, Fallop.
Le rameau lingual de la 8<sup>e</sup> paire de Winslow.
8<sup>e</sup> paire d'Andersch.

|  |  |
|---|---|
|  | Filet supérieur de la 8ᵉ paire de Willis et des modernes. |
|  | *Glosso-pharyngeus* Haller. |
| 10. Le nerf vague. | *Nervus sextus Galeni et aliorum.* |
|  | 5ᵉ conjugatio Carol. Stephan. |
|  | 7ᵐᵉ par Alex. Benedict. |
|  | 6ᵐᵉ par Gasp. Bauhini. |
|  | 9ᵐᵉ par Bidloo et Andersh. |
|  | La 8ᵉ paire de Willis et des modernes. |
|  | Le moyen sympathique de Winslow. |
| 11. Le nerf spinal. | Le nerf accessoire de la 8ᵉ paire. |
| 12. Le nerf lingual. | 7ᵐᵉ par Fallop. Vesal *et aliorum.* |
|  | 11ᵐᵉ par Bidloo. |
|  | 10ᵐᵉ par Andersch. |
|  | *Par linguale medium , vel nervus lingualis medius,* Haller, Soemmerring , *et aliorum.* |
|  | Le nerf hypoglosse, *sublingual*, ou gustatif. |
|  | La 9ᵉ paire de Willis et des modernes. |
| 13. Le nerf sous-occipital. | 10ᵉ paire de Willis et des modernes, |
|  | 1ʳᵉ paire spinale ou cervicale de Haller. |

Cette nomenclature une fois établie , je m'en servirai dans tout le cours de
cet ouvrage.

### FIGURE PREMIÈRE.

On voit dans cette figure la base du cerveau dont on a enlevé les vaisseaux, et dont
on aperçoit les nerfs dans leur situation naturelle. Le cerveau d'après lequel ce dessin a
été fait , était celui d'un jeune homme âgé de vingt-quatre ans et demi , et qui étoit mort
d'une cause violente , de sorte que ce viscère étoit très-ferme, et n'avoit souffert aucune
altération. Il est représenté avec toutes ses dimensions et proportions mesurées au
compas.

1, 2, 3, 4, 5. 6, 7, 8 et 9, circonférence des hémisphères du cerveau.

1, 12, 12, séparation des lobes antérieurs du cerveau.

9, 9, intervalle entre les lobes postérieurs de ce viscère.

4, 11, 11, trace du sillon de Sylvius, et séparation des lobes antérieurs d'avec les
lobes moyens du cerveau.

6, 6, trace qui marque dans ce sujet la séparation des lobes moyens , d'avec les lobes
postérieurs du cerveau. Cette trace ne subsiste pas, à beaucoup près , dans tous les sujets.
Presque toujours ces lobes sont tellement confondus, qu'il est impossible de distinguer le
lieu de leur séparation.

6 , 7, 7, 8, 9, 10, 10, 10, 9, portion des lobes postérieurs qui débordent le cervelet. Dans l'état naturel, et lorsque le cerveau est bien frais, le commencement de la moëlle épinière 78, 78, et la moëlle allongée 59, 59, 77, sont relevés, et font en devant un angle obtus avec la protubérance annulaire 41, 41. La masse du cervelet est tellement maintenue, qu'elle ne s'étend pas aussi loin que les lobes postérieurs du cerveau, dont on voit une portion au-delà. Lorsque le cerveau n'est pas récent, et qu'il n'a pas une grande fermeté, les jambes du cerveau et celles du cervelet sont tiraillées et allongées de sorte que ce dernier déborde les lobes cérébraux postérieurs.

14, 14, 19, 19, saillie en forme de monticule que fait de chaque côté la partie inférieure du lobe moyen du cerveau. Cette éminence, qui s'enfonce dans les fosses moyennes du crâne, a été appelée par Vesale, du nom de *monticulus.*

13, 13, 13, 13, circonvolutions cérébrales qui se trouvent vers le bord du lobe antérieur.

80, 80, léger enfoncement qui répond de chaque côté à la saillie des voûtes orbitaires.

17, 17, 17, 17, circonvolutions qui se trouvent sur le bord du lobe moyen. Elles sont, comme celles que j'ai désignées en 13, 13, moins volumineuses que les circonvolutions placées vers le milieu en 18, 18.

28, 28, circonvolution située le long du bord interne du nerf olfactif.

29, 29, circonvolution que l'on voit le long du bord externe du même nerf.

22, 23, 24, 25, 26, 21, nerf olfactif ou de la première paire. Le trajet de ce nerf, depuis 21 jusqu'à 23, est oblique de derrière en devant, et de dehors en dedans, de sorte que ces deux nerfs se rapprochent par leurs extrémités antérieures 21, 21. La marche de ce nerf est très-différente de celle des autres, puisque tous, loin de se rapprocher, sont divergens en sortant du crâne.

24, 24, racine externe et longue du nerf olfactif. Ce filet blanc ne s'enfonce pas profondément dans la substance du cerveau; il se dirige obliquement vers la scissure de Sylvius, et il se termine par une pointe très-aiguë. Une partie de ce filet est cachée ici par la saillie 14, 14, du lobe moyen. Cette longue branche du nerf olfactif a été connue de Varole : c'est la seule dont Duverney ait fait mention.

23, 23, racine interne et longue du nerf olfactif. Ce filet blanc, connu de Haller, ne l'a point été de la plupart de ceux qui ont précédé cet anatomiste. Il a, comme le premier qui est plus long, très-peu d'épaisseur, et il se dirige aussi vers le sillon de Sylvius.

22, 22, racine interne et courte du nerf olfactif. Ce n'est point un filet, comme les deux précédens, mais un prolongement aigu et très-peu considérable de la substance blanche. Ce prolongement est très-remarquable dans un grand nombre de sujets.

78, 78, élargissement qui répond à une éminence ou saillie pyramidale de substance grise, dans laquelle sont aussi quelques stries blanches. Ce mamelon, dont on voit une partie en 15, figure 2, est placée à l'extrémité postérieure du sillon longitudinal, le long duquel le nerf est couché.

25, 26, portion étroite du nerf de la première paire. De 26 à 29 il s'élargit. Depuis 25 jusqu'en 29, on voit la face inférieure de ce nerf dans toute son étendue, et on aperçoit dans son milieu une très-légère excavation longitudinale.

21, 21, extrémité antérieure du nerf olfactif. C'est une espèce de bulbe, ou renflement ovale, qui se termine d'une manière insensible en arrière, qui est formée de substance grise demi-transparente, mêlée de stries blanches, et dont la face inférieure est soutenue sur la lame criblée de l'os ethmoïde. Ce nerf, dans sa totalité, est mou et pulpeux; voilà pourquoi Galien et tous les anciens anatomistes après lui, ont regardé cette production, non comme un nerf proprement dit, mais comme un prolongement de la substance même du cerveau. Dans la plupart des quadrupèdes, ce nerf est creux; il n'en est pas de même dans l'homme : ce qui était bien connu de Varole, de Vésale et de Vieussens.

20, 20, extrémité du sillon, le long duquel est placé le nerf olfactif. Dans tous les sujets ce sillon dépasse toujours le nerf.

27, 27, substance blanche, que j'appelle *perforée*. Cette substance, percée d'un grand nombre de conduits plus ou moins verticaux pour le passage d'un grand nombre d'artérioles, se trouve située vers le tubercule d'où sort le nerf olfactif, entre la racine externe de ce nerf et le trajet du nerf optique. Les deux racines longues du nerf olfactif, ainsi que la racine courte, 22, 22, sont donc environnées et, pour ainsi dire, pénétrées d'un grand nombre d'artères.

17, 16, 16, circonvolution arrondie, qui répond à l'extrémité de la corne d'Ammon, ou grand hypocampe. C'est en la soulevant, en 15, et en la détachant en 50, 50, du *tractus* optique, que l'on aperçoit l'élargissement du grand hypocampe, et que l'on peut pénétrer dans les prolongemens inférieurs des ventricules latéraux, sans détruire aucune partie du cerveau, et sans couper autre chose que la membrane arachnoïde, et quelques feuillets de la pie-mère. C'est vers 16, 16, 46, que se trouve une circonvolution en forme de crochet, qui répond au grand hypocampe, et qui est ici cachée par les côtés de la protubérance annulaire et par la partie antérieure du cervelet. On la voit dans la planche précédente, où ces dernières parties ont été soulevées postérieurement pour la mettre tout-à-fait à découvert.

50, 55, 51, nerf optique. On n'aperçoit ici qu'une portion de ce que j'appelle le *tractus* optique. En 50, 55, ce *tractus* se contourne sur les jambes du cerveau, et s'étend jusqu'au gros tubercule postérieur des couches optiques; ce que l'on ne peut découvrir dans cette figure, le lobe moyen qui est dans sa place naturelle y mettant obstacle.

51, 51, nerf optique, coupé près de son entrée dans l'orbite par le trou qui porte le même nom. La coupe de ces nerfs prouve qu'ils sont fibreux, et qu'ils sont bien dif-

gnés d'être mous , comme plusieurs l'ont avancé. Suivant les anciens, ces nerfs étaient poreux. Eustachi croyait même y avoir découvert un conduit qui s'ouvrait au centre de la rétine , et Riolan avait dit que ces trous se fermaient après la mort. On ne peut rien ajouter aux observations par lesquelles Zinn a détruit ces erreurs.

52 , jonction des nerfs optiques , qui est, en grande partie, cachée par l'*infundibulum* 34, 34 , 35. Le lieu de cette jonction est appelé par Zinn l'espace carré du nerf optique. Les anatomistes les plus exacts ont adopté l'opinion de Galien , qui n'admettait point le croisement de ces nerfs. Leur substance médullaire communique et se confond , pour ainsi dire, d'un côté à l'autre. *Totis medullis confunduntur*, dit Haller. Les phénomènes morbifiques confirment cet assertion, et ne permettent pas d'ajouter foi au croisement de ces nerfs. Vesale et Morgagni rapportent plusieurs observations dans lesquelles l'œil était malade du même côté où le *tractus* optique avait souffert quelque lésion. Ce qui sert de complément à l'opinion que j'ai adoptée , c'est que Vesale a vu les deux nerfs optiques tout-à-fait séparés l'un de l'autre dans un sujet, sans qu'il fût d'ailleurs survenu le plus léger changement dans les fonctions de ces organes.

56, 56 éminences mamillaires appelées *eminentiæ candicantes*. Elles sont blanches en dehors, et cendrées en dedans : les piliers antérieurs de la voûte , qui sont blancs, y aboutissent, et se confondent avec la substance de même nature , qui forme l'écorce de ces éminences.

54, 34 , base de l'entonnoir ou *infundibulum*. Elle est formée d'une substance grise, qui se continue sur les parois du troisième ventricule, et qui s'étend sur les côtés des éminences mamillaires , lesquelles en sont comme enveloppées en 57, 57. Cette substance se porte jusqu'à l'angle que font en devant les deux jambes du cerveau , avec le bord inférieur desquels se continuent les éminences mamillaires.

55, pointe ou extrémité de l'entonnoir coupé très-près de la glande pituitaire. On peut assurer , malgré l'assertion de Tarin, que cette portion de l'entonnoir est tout-à-fait solide , et entièrement dépourvue de cavité : on n'y découvre pas même les pores admis par Vieussens. Tous les Anatomistes , depuis Galien jusqu'au siècle dernier, avaient cependant considéré l'entonnoir comme un canal par lequel s'écoulait la sérosité des ventricules. Ce fut en 1667 que l'on éleva en Hollande des doutes sur cet usage. Une substance médullaire très-molle , et de couleur grise, recouverte par la pie-mère , compose l'entonnoir, dont la base offre une cavité qui manque absolument dans la pointe de cette production.

C'est ici le lieu de rapporter la division que j'ai faite de la substance cendrée en deux espèces, dont l'une , qui est celle des circonvolutions ordinaires du cerveau et du cervelet, a beaucoup plus de consitance que l'autre, qui est très-molle. On doit rapporter à cette dernière la substance grise de l'*infundibulum* 57, 54, 55 , qui ferme ici le troième ventricule. Dans quelques animaux, dans les ruminans, par exemple, elle est dure et à demi-transparente, comme les cartilages.

38, 38, jambes du cerveau près de leur réunion. Les jambes du cerveau sont composées de substance blanche et fibreuse. Dans l'angle qui résulte de leur rapprochement à la partie antérieure de la protubérance annulaire, on trouve une substance d'un blanc mat, qui sert en partie de base au troisième ventricule, qui est percée d'un grand nombre de trous pour le passage des vaisseaux artériels, et qui est comme sur-ajoutée aux bords internes des jambes du cerveau. Entre ces pédoncules est une excavation que j'appelle la *fosse des nerfs oculo-musculaires*. La substance dont j'ai parlé, et que l'on y trouve, n'est point fibreuse, et, en général, elle n'offre à l'œil ni la même couleur ni le même tissu que les jambes du cerveau.

39, 39, 40, 40, nerfs oculo-musculaires ou de la troisième paire. Ces nerfs naissent en 39, 39, de la fosse ou excavation décrite ci-dessus. Ils sortent, 1.° du bord interne des jambes ou pédoncules du cerveau dans l'angle que ces pédoncules font près de la protubérance annulaire; 2.° de la substance blanche et perforée qui est située entre ces productions. Les racines de ces nerfs, que l'on aperçoit facilement au travers de l'arachnoïde et de la pie-mère, sont divergentes. Considéré dans son origine, le nerf *oculo-musculaire* est un peu aplati; il s'arrondit ensuite dans son trajet. Ridley avait eu tort sans doute de ranger ce nerf parmi ceux qui naissent de la protubérance annulaire; et Riolan n'était pas mieux fondé, lorsqu'il a dit que le nerf *oculo-musculaire* étoit de consistance très-molle et dépourvu de fibres. Parmi les racines de ce nerf, les plus internes se touchent, et m'ont paru contiguës en plusieurs points.

41, 41, 42, 42, 43, 43, 44, 44, protubérance annulaire, ou pont de Varole. En 41, 41, on voit une espèce de raphé qui se dirige de devant en arrière, qui est ici à peine sensible, mais que l'on découvre beaucoup mieux dans les couches profondes. Des fibres transversales se dirigent de 41, 41, vers les parties latérales de la protubérance 43, 42, 44. La structure de ces fibres blanches et transversales est assez uniforme vers le milieu; mais, sur le côté, elles s'écartent pour faire place au nerf de la 5<sup>e</sup> paire, et elles se divisent en quelque sorte en deux petits plans, dont l'un est antérieur, et l'autre postérieur. En 43, 43, la protubérance annulaire se rétrécit et s'arrondit, et elle est légèrement échancrée en 80.

45, 45, nerfs pathétiques ou de la 4.<sup>e</sup> paire. On en voit l'origine dans la planche précédente; ils sont aplatis dans leur naissance; ils sortent au-dessous des tubercules quadrijumeaux inférieurs, entre ces tubercules et la partie la plus élevée des colonnes de la lame médullaires ou valvule du cerveau. Là ils sont divisés en deux ou trois petits filets très-rapprochés; ils se contournent sur les côtés de la protubérance annulaire; ils adhèrent dans leur passage au nerf de la 5<sup>e</sup> paire vers 47. Ici on n'en aperçoit qu'une très-petite portion. M. Wrisberg assure qu'il a vu souvent le nerf pathétique du côté droit plus gros que celui du côté gauche.

46, 47, 46, 47, nerfs trijumeaux ou de la 5ᵉ paire. En cherchant à décrire avec précision l'origine de ce nerf, je me suis apperçu que les limites de la protubérance annulaire, avec laquelle les jambes du cervelet se continuent, n'étaient pas exactement déterminées. J'y ai suppléé, comme il suit. Que l'on conçoive une ligne tirée de chaque côté depuis le bord externe de l'éminence olivaire 60, 61, 62, jusqu'au bord externe des jambes du cerveau, considérées dans leur réunion avec la protubérance en 81, 81 : je regarde comme appartenant à la protubérance annulaire tout l'espace compris entre ces deux lignes; et, d'après cette manière de mesurer, les nerfs trijumeaux sortent des jambes du cervelet, hors de l'espace circonscrit que j'ai déterminé. Ces nerfs naissent donc de la partie inférieure et antérieure des pédoncules du cervelet, très-près de la propratubérance annulaire, dont les fibres transversales s'écartent pour leur donner passage.

On distingue dans chacun des nerfs trijumeaux deux portions; l'une, 46, est postérieure; l'autre, 47, est antérieure. La première est beaucoup plus considérable que la seconde; j'y ai compté jusqu'à trente-trois petits faisceaux nerveux réunis par un tissu cellulaire très-serré. Les filets qui composent la portion antérieure, 47, sont beaucoup moins nombreux et moins rapprochés l'un de l'autre; quelquefois une petite artère passe entre ces deux portions. J'ai vu aussi dans plusieurs sujets qu'elles étaient séparées par un petit relief de substance blanche appartenant à la protubérance annulaire. MM. Wrisberg et Soemmerring ont bien décrit cette structure indiquée par M. Neubawer. Suivant Santorini, la portion postérieure de ces nerfs sort des fibres transversales de la protubérance, et la portion antérieure naît des jambes du cervelet. Plusieurs observations portent à croire que les deux portions de ce nerf naissent également, au moins en très-grande partie, des pédoncules du cervelet. Il suffira, pour s'en convaincre, de faire une section entre les deux portions de la 5ᵉ paire, et de prolonger cette coupe vers le cervelet : on verra sensiblement des filets de ce nerf s'étendre jusqu'à ce viscère, s'il est d'un tissu très-ferme, et si l'on apporte dans cette recherche toute l'attention qu'elle exige. J'ai vu plusieurs fois la 5ᵉ paire du côté droit plus grosse que celle du côté gauche.

57, 58, éminences pyramidales, aussi appelées corps pyramidaux. Elles sont séparées de la protubérance annulaire par un petit enfoncement 82, 82; et entre ces corps se trouve une fente ou division longitudinale 59, 59, au fond de laquelle on voit, lorsqu'on en a écarté les bords, plusieurs cordons blancs qui se dirigent d'un côté à l'autre en manière de commissures, les uns transversalement, les autres obliquement.

56, 56, éminences ou corps olivaires. Ils sont situés à la partie externe des corps pyramidaux; arrondis vers le haut, leur extrémité inférieure se prolonge en diminuant de largeur, et elle se dirige vers le bord externe de la moëlle alongée. Entre le bord externe

60, 61, 62, de ces éminences, la partie postérieure de la protubérance annulaire, et le lobule du cervelet qui soutient le nerf vague, est une excavation assez profonde, que j'appelle la *fosse des corps olivaires*.

51, 52, 51, 52, nerfs abducteurs de l'œil, ou nerfs de la 6ᵉ paire. Quoique la recherche de l'origine de ces nerfs soit facile, les Anatomistes ont singulièrement varié dans ce qu'ils en ont dit. Suivant Morgagni, ils naissent de la partie postérieure de la protubérance, des corps pyramidaux et de l'intervalle qui les sépare; suivant Lieutaud, ils sortent des corps pyramidaux seulement; (1) suivant Vieussens et Coopmans, la protubérance seule les fournit; suivant Winslow, ils se trouvent entre la protubérance annulaire et l'éminence olivaire; (2) et Santorini, dans sa planche II, les a représentées comme très-rapprochées de ces dernières éminences. Haller se contente de dire qu'ils naissent du sillon qui sépare les corps pyramidaux de la protubérance; et M. Sabatier, qu'ils sortent du sillon qui se trouve entre la protubérance et la moëlle alongée. (3)

Je rapporterai ce que la dissection m'a fait voir dans plusieurs sujets dont le cerveau avait une grande consistance.

Dans l'un, la 6ᵉ paire naissoit des éminences pyramidales, et il y avoit un petit filet en dessous qui adhéroit au bord inférieur de la protubérance annulaire.

Dans deux autres, elle naissoit uniquement des éminences pyramidales.

Dans un quatrième, elle étoit formée de trois filets de chaque côté, dont les internes étoient les plus déliés; les externes s'approchoient, dans leur origine, de l'éminence olivaire.

Dans un cinquième, la 6ᵉ paire étoit composée, à son origine, de cinq filets, dont les plus courts adhéroient à l'éminence olivaire; les autres se portoient vers les corps pyramidaux.

Dans trois autres sujets, elle étoit formée de deux cordons principaux, dont l'extérieur étoit le plus délié; j'ai vu aussi quelquefois, mais rarement, le cordon intérieur être le plus gros. Ils adhéroient un peu à la protubérance, mais ils étoient dirigés vers les corps pyramidaux.

Quelquefois, dans le fond du sillon qui sépare la protubérance de la moëlle alongée, il y a un petit cordon transversal (4) avec lequel les nerfs communiquent.

Il est permis de conclure de ces recherches, que la 6ᵉ paire naît principalement des corps pyramidaux, et quelquefois en même temps de la protubérance annulaire. Cette

---

(1) Édition de 1776, tome 1, page 594.
(2) *Traité des nerfs*, n°. 73.
(3) *Traité d'Anatomie*, tome 1, page 509.
(4) Santorini et M. Girardi ont observé ce cordon.

origine lui donne une analogie marquée avec le nerf de la 5ᵉ paire, qui naît des pédoncules du cerveau, avec lesquels les corps pyramidaux forment une continuité non interrompue; comme il est facile de le démontrer, en faisant, dans la base de cet organe, une section verticale et de devant en arrière au niveau des corps pyramidaux.

Ce nerf est aplati en manière de ruban. Morgagni l'a vu formé d'une seule racine. Le plus souvent on trouve vers son bord interne un petit filet 55, 55, qui en est séparé. Dans le sujet qui a servi pour le dessin de cette base, l'origine du nerf abducteur de l'œil se rapprochoit un peu en 51, 51, du bord interne de l'éminence olivaire. Des artérioles nombreuses sont distribuées autour du point d'où il sort; et cette circonstance lui est encore commune avec la 5ᵉ paire de nerfs. M. Sœmmerring dit que ce nerf, lorsqu'il est composé de plusieurs filets très distincts, perce quelquefois la dure-mère en deux points différens; je n'ai point eu occasion d'observer cette structure.

48, 48, nerf facial, ou portion dure de la 7ᵉ paire. La portion molle 49, 49 de cette même paire est placée en arrière, et elle est plus volumineuse que celle-ci. Ces deux nerfs, ou portion de la 7ᵉ paire de Willis, se trouvent dans une petite excavation à peu près triangulaire, que j'appelle la *fosse de l'éminence olivaire*. Cette fosse est placée entre l'éminence olivaire, la jambe du cervelet, la protubérance annulaire, et le pédoncule ou *tractus* latéral de la moëlle alongée. Je prie qu'on se souvienne des limites que j'ai établies entre les jambes du cervelet et la protubérance annulaire, par le moyen d'une ligne que l'on conçoit dirigée du bord externe des éminences olivaires, vers le bord externe des jambes du cerveau, dans le lieu de leur jonction avec la protubérance. En admettant cette ligne de démarcation entre la protubérance annulaire et les jambes du cervelet, c'est de ces dernières précisément, vers le point de leur jonction avec la protubérance annulaire, que naît le nerf facial dont j'ai parlé dans les *Mémoires de l'Académie royale des Sciences*, année 1781, sous le nom de *premier nerf de la 7ᵉ paire*. Lorsqu'on suit ce nerf jusqu'au fond de la fosse de l'éminence olivaire, on voit qu'il s'implante dans la partie de la jambe du cervelet qui répond au bord externe de la moëlle alongée. Ce nerf fait, dans la base du cerveau, un trajet un peu moins considérable que la portion molle. Quelquefois il est divisé, dès sa naissance, en deux rameaux qui restent unis, mais qu'il est facile de séparer; et il y a des sujets dans lesquels on trouve, dans l'origine de ce nerf, trois ou quatre filets bien distincts. Dans sa naissance, il est aplati; il s'arrondit dans son trajet. Sa direction est telle qu'il forme une courbe dont la convexité est en arrière, et la concavité en devant. La convexité de ce nerf répond au bord concave de la portion molle, qui est aussi légèrement courbée dans sa direction, et qui reçoit le nerf facial dans cette courbure.

49, 49, nerf auditif proprement dit, ou portion molle de la 7ᵉ paire. Ce nerf, placé très-près du précédent, et un peu plus en arrière, se contourne sur le bord postérieur et inférieur de la jambe du cervelet, à laquelle il adhère dans le lieu où le pédoncule de la moelle alongée la pénètre. Ce nerf se trouve sur la face postérieure ou supérieure de ce même pédoncule ; il forme un ou plusieurs reliefs sur le plancher inférieur et grisâtre du quatrième ventricule. Là, les racines des deux nerfs auditifs communiquent entre elles d'un côté à l'autre ; d'où il résulte que les origines du nerf facial et du nerf auditif, c'est-à-dire, des portions dure et molle de la 7° paire, sont séparées l'une de l'autre par l'épaisseur entière du pédoncule de la moelle alongée. J'appelle ainsi la portion latérale de cette moelle qui se porte vers la jambe du cervelet, sans communiquer immédiatement avec la protubérance annulaire. Tarin désignoit ces pédoncules sous le nom d'*éminences pyramidales latérales de la moëlle alongée.*

C'est dans le lieu de sa naissance que le nerf auditif a le plus de mollesse. Considéré dans le canal osseux qui lui donne passage, il a beaucoup plus de consistance ; il la perd de nouveau pour se réduire en pulpe dans l'intérieur de l'organe de l'ouïe.

Indépendamment de ces deux nerfs, dont l'ensemble forme ce que les Anatomistes appellent la 7° paire de Willis, M. Weisberg en admet une troisième 5o, 5o, qui est compris dans le même faisceau de nerfs, et qu'il a nommé *portio media inter communicantem facici et auditicum nervum.* Les observations suivantes, que j'avois faites avant de connoître celles de cet habile anatomiste, et que j'ai plusieurs fois exposées dans mes leçons d'anatomie, avant l'an 1778, expliqueront ce qu'une dissection exacte fait apercevoir entre les portions dure et molle de la 7° paire.

On y trouve deux ou trois filets très-déliés 5o, 5o, mais très-distincts. Dans un des sujets que j'ai disséqués, deux de ces filets se dirigeoient entre la portion dure et la portion molle, (1) et ils adhéroient plus particulièrement à la dernière ; le troisième étoit soutenu sur la portion dure, lui étoit parallèle, et naissoit (2) près de son origine en dessus : il y a quelquefois un petit plexus entre ces nerfs. (3)

Dans un autre sujet, l'origine de ces trois petits filets étoit la suivante : deux étoient moyens entre la portion dure et la molle ; l'un, plus long, se voyoit en arrière près de la portion molle ; l'autre, plus court, naissoit au-dessus de cette même portion ; le troisième étoit antérieur, et s'implantoit à côté de la portion dure. Ils ne pouvoient être regardés ni l'un ni l'autre comme des rameaux d'aucune de ces deux portions.

Dans un troisième sujet, ces filets n'étoient qu'au nombre de deux : l'un, interne et plus long, naissoit en arrière, près de la portion dure ; l'autre, plus court et un peu

---

(1) Ces deux filets étoient, dans un sujet, séparés de la portion molle par un rameau de l'artère basilaire.

(2) J'ai vu ce filet naître par deux radicules.

(3) *Voyez* Soemmerring, page 15a, *de basi Encephali.*

plus externe, portoit sur le côté, près de l'adhérence de la portion molle avec les jambes du cervelet.

Le plus souvent ces nerfs forment deux petits troncs intermédiaires.

M. Soemmerring, page 160, *de basi Encephali*, dit qu'il a vu quelquefois les radicules de ces petits nerfs sortir des environs du nerf glosso-pharyngien.

55, 55, le nerf glosso-pharyngien. Ce nerf est plus gros que les filets qui appartiennent au nerf vague, et il est plus éloigné de ces filets que ceux-ci ne le sont entr'eux. Ce nerf est distinct de tous les autres, et il sort du crâne en passant au travers d'un trou particulier percé dans la dure-mère. Ce faisceau peut, par le secours de la macération, être réduit en plusieurs filets, qui demeurent parallèles, qui sont très-rapprochés dans toute son étendue, et qui ne sont pas même divergens dans son origine. Quelquefois on voit un petit filet nerveux très-délié, placé le long du bord inférieur du nerf glosso-pharyngien. L'origine de ce nerf est à peu près la même que celle du filet supérieur du nerf vague.

55, 54, 55, 54, nerf vague ou de la 8e paire. Il est composé de la réunion de dix, onze ou douze filets souvent réunis en trois, quatre ou cinq petits paquets qui sont parallèles, et dont les derniers sont contigus aux racines supérieures du nerf spinal. Les filets moyens sont les plus rapprochés. Je les ai toujours vus placés les uns au-dessus des autres. Coopmans les a vu naître sur deux rangées, dont l'une étoit antérieure, et l'autre postérieure. Ces nerfs ne sortent point, comme presque tous les Anatomistes l'ont dit, du bord externe de l'éminence olivaire; ils naissent assez loin de ce corps, et un peu plus en arrière que son bord externe, du pédoncule de la moelle alongée. On voit souvent ces filets implantés dans la rigole ou sillon qui est situé entre l'éminence olivaire et ce pédoncule. Une petite radicule sort quelquefois de l'extrémité inférieure ou queue de l'éminence olivaire, comme on le voit en 60, 60. Ce qui vient d'être dit convient au nerf glosso-pharyngien, comme aux racines du nerf vague, dont, au premier coup d'œil, le nerf glosso-pharyngien semble n'être que le rameau le plus élevé. Vieussens et Santorini ont vu quelques-unes des racines du nerf vague sortir du quatrième ventricule. Je n'ai point rencontré cette disposition dans mes recherches.

63, 61, 65, 63, 64, 65, origine du nerf lingual ou de la 9e paire. Il ne suffit pas, pour en donner une bonne idée, de dire qu'il naît entre les éminences pyramidales et olivaires; ses filets supérieurs ne s'élèvent jamais à la hauteur de ces dernières; et ce n'est point le sommet du sillon placé entre ces éminences que le nerf lingual occupe. Ce n'est guère que vers le milieu de ce sillon que son origine commence, et ce nerf s'étend beaucoup plus bas que les éminences olivaires. Son caractère est, comme celui de tous les nerfs de l'épine, d'être composé d'un grand nombre de filets très-distincts. Ces filets se réunissent en faisceaux de forme pyramidale, dont la base, élargie en 63, 64, 65, est appuyée sur la moelle de l'épine, et dont la pointe 66, 67, 68, perce la dure-mère en plusieurs points différens. Ici les filets du nerf lingual sont divisés en trois faisceaux. Souvent les filets supérieurs et les inférieurs sont plus éloignés du sillon intermédiaire que les filets moyens, et alors les racines de ces faisceaux forment dans leur insertion une ligne un peu courbe, dont la convexité est en dedans et la concavité en dehors.

J'ai vu, dans un sujet, le nerf lingual formé de deux branches principales assez distantes l'une de l'autre : la supérieure étoit composée de cinq à six filets, et l'inférieure de trois ou quatre ; cette dernière étoit plus externe, et naissoit plus bas que l'éminence olivaire.

L'origine de ces nerfs n'est pas toujours semblable des deux côtés ; il y a souvent un ou deux filets de plus, et un écartement plus considérable entr'eux, d'un côté que de l'autre. La distance qui sépare les radicules de ces nerfs est quelquefois considérable ; et le plus souvent elles ne se réunissent, pour former le tronc, qu'après avoir percé séparément la dure-mère.

J'ai pris dans différens sujets quelques dimensions que je rapporte ici pour donner une idée exacte de la position respective de ces différentes parties. Entre le filet le plus élevé du nerf lingual et la protubérance annulaire, il y avoit dans un sujet 2 lignes un quart, et, dans un autre, 2 lignes et demie de distance : entre le dernier des filets du nerf lingual et le plus élevé de ceux du nerf sous-occipital il y avoit 2 lignes de distance, et le nerf sous-occipital étoit séparé de la première paire cervicale par un écartement d'une ligne et quart.

85, 85, 85, 84, 85, 85, 85, 84, racines supérieures du nerf spinal ou accessoire de la 8ᵉ paire. On voit en 84 le filet supérieur, dont la disposition varie beaucoup. Il y a des sujets dans lesquels ce filet est presque parallèle au dernier faisceau du nerf vague ou 8ᵉ paire ; dans d'autres, le filet supérieur du nerf spinal est très-oblique, et fait avec la moëlle de l'épine un angle très-aigu.

85, 85, 85, le nerf spinal, dont on voit les racines en 85, 95, 85, 84.

86, 87, 88, 89, 90, coupe de la moëlle épinière. 86, fente ou fissure antérieure de cette moëlle. 87, fente ou fissure postérieure. 89, centre de la moëlle épinière, où se trouve une portion de substance corticale qui s'étend sur les côtés vers 88, 88 et 90, 90. Le reste est formé de substance blanche, comme en 78, 78, etc.

10, 10, 10, 11, 11, 10, 10 11, 11, circonférence du cervelet.

91, 91, échancrure perpendiculaire moyenne et postérieure.

75, 76, le sillon des jambes du cervelet, qui se continue sans interruption avec le reste du sillon latéral et circulaire, ou grand sillon du cervelet.

70, 70, 70, 70, 70, 76, circonvolutions qui se voient sur la face inférieure du cervelet. Ces circonvolutions ne sont point parallèles ; mais elles se coupent en plusieurs points, comme on le voit en 92, 92, 92, 92, 92, 92. Parmi les sillons auxquels ces circonvolutions irrégulièrement semi - circulaires aboutissent, on en aperçoit le plus souvent quelques-uns qui sont plus remarquables que les autres. Pour l'ordinaire on en trouve surtout un plus grand vers le milieu ou vers le bord postérieur de la face occipitale du cervelet. Je l'appelle le sillon inférieur. On le trouve dans la direction de 69, 69, 69.

93, 93, saillies que les circonvolutions du cervelet forment de chaque côté, dans cette région. Je l'appelle le lobule de la moëlle alongée.

71, 71, élévation formée par de petites circonvolutions. Je l'appelle le lobule du nerf vague : on y aperçoit aussi une portion du plexus choroïde du quatrième ventricule qui répond au nerf glosso-pharyngien.

74, 74, lobule supérieur et interne du cervelet.

75, 75, lobule supérieur et externe du cervelet.

74, 75, 76, 72, 73, face inférieure et antérieure, ou face temporale du cervelet.

91, 10, 10, 10, 73, 72, 71, limites de la face inférieure et postérieure, ou de la face occipitale du cervelet. La face supérieure de ce viscère est cachée dans la position où il est ici représenté.

FIGURE II.

Dans cette figure le nerf olfactif est rejeté en dedans pour faire voir sa face supérieure et le sillon du cerveau sur lequel ce nerf est appliqué.

1, 1, circonvolution cérébrale placée à la partie externe du sillon du nerf olfactif.

2, 2, circonvolution située à la partie interne de ce sillon.

9, 9, bord interne de la circonvolution 2, 2. C'est ce bord qui est contigu avec son congénère du côté opposé, et que l'on voit, figure première, en 12, 12.

5, 5, sillon du cerveau sous lequel le nerf olfactif est placé. Ce sillon est sinueux ; remarque qui a déjà été faite par Santorini. Il est plus long que le nerf, et il le dépasse vers la partie antérieure.

4, 4, 5, contour des circonvolutions qui servent à former la base de la scissure de Sylvius.

7, 8, nerf optique du même côté.

6, substance blanche perforée.

11, racine interne et courte du nerf olfactif.

12, racine interne et longue du nerf olfactif.

13, racine externe et longue du nerf olfactif.

10, élargissement ou bulbe de ce nerf.

14, 14, 14, face supérieure du nerf olfactif, le long de laquelle on observe une légère saillie de substance cendrée ou corticale qui répond au sillon 5, 2, 5.

## PLANCHE XVI.

Cette planche, destinée à faire voir les artères de la base du cerveau, présente les mêmes objets que la planche I.re du VII.e fascicule de Haller. Mon premier projet avoit même été de placer ici une copie de cette planche avec quelques corrections que je regardois comme indispensables; mais ayant injecté, dans un grand nombre de jeunes sujets, les artères de la base du cerveau, et les ayant fait dessiner ensuite, je me suis aperçu que j'avois conservé, dans les différentes pièces qui servoient à mes recherches, plus de vaisseaux qu'on n'en voit dans le dessin de Haller; ayant d'ailleurs réfléchi que presque tout ce qui concerne les nerfs et la base du cerveau, est vicieux dans cette planche, je me suis déterminé à en publier une nouvelle.

On ne doit point être surpris que la base du cerveau ait ici une étendue beaucoup plus grande que dans les planches précédentes. Outre qu'elle étoit affaissée lorsque je l'ai fait dessiner, les parties qui la composoient avoient été tiraillées en différens sens, pour montrer, autant qu'il étoit possible, les différens rameaux artériels. Les lobes antérieurs avoient été séparés l'un de l'autre dans la dissection des artères calleuses; ces mêmes lobes avoient été détachés d'avec les lobes moyens, pour développer les branches de l'artère sylvienne. Le cervelet avoit été repoussé en arrière, pour mettre à découvert une partie des artères cérébelleuses supérieures, et des artères cérébrales profondes. Voilà pourquoi les nerfs olfactifs sont si écartés l'un de l'autre, et divergens de devant en arrière, au lieu d'être convergens, comme on le voit dans la planche XV. C'est aussi pour cette raison que le bord postérieur du cervelet dépasse celui du cerveau; ce qui n'a pas lieu dans l'état naturel, comme on peut s'en convaincre en jetant les yeux sur la planche XV.

On retrouve ici les différens objets qui ont été détaillés dans les deux planches précédentes. On reconnoît en 19, 103, 104, le nerf olfactif, son bulbe et ses racines; en 102 et 28, le nerf et le *tractus* optique; en 101, l'entonnoir; en 100, les éminences mamillaires; en 55, 26, la fosse des nerfs oculo-musculaires; en 99, 99, les nerfs oculo-musculaires eux-mêmes; en 98, 98, les nerfs pathétiques; en A, B, la protubérance annulaire; en 106, 106, les nerfs trijumeaux et leurs deux portions; en 95, 95, les nerfs abducteurs de l'œil; en 94, le nerf facial; en 91, 91, le nerf auditif; en 93, 93, les filets nerveux intermédiaires; en 90, 90, le nerf glosso-

Fig. 1.ʳᵉ

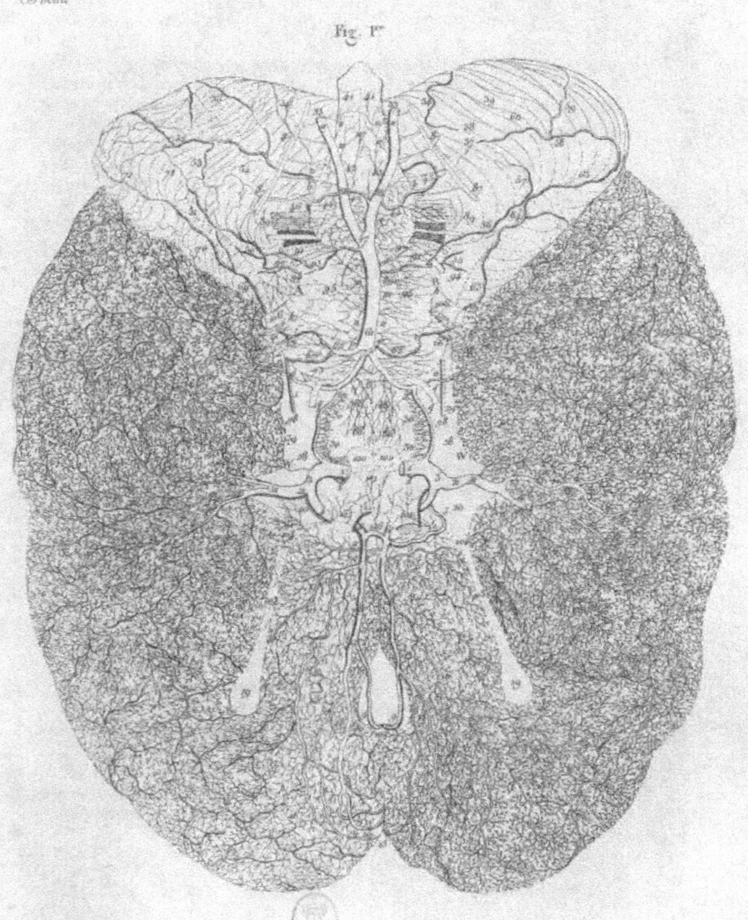

pharyngien et la tête du plexus choroïde du quatrième ventricule; en 89, 89, le nerf vague; en 87, 87, le nerf spinal avec ses racines; en 88, 88, le nerf lingual; en 97, 97, les éminences pyramidales de la moelle alongée; en 96, 96, les éminences olivaires; en 56, 52, 53, 54, 39, 40, 60, 38, 57 les circonvolutions inférieures du cervelet qui ne sont point parallèles, mais qui se coupent réciproquement en plusieurs points.

1, 1, tronc de la carotide interne ou cérébrale, dont la section a été faite dans sa dernière courbure.

2, 2, tronc de l'artère ophthalmique.

1, 5, portion de la dernière courbure de l'artère carotide. De la convexité de cette courbure naissent deux branches : l'une 28, 28 est l'artère choroïdienne antérieure et inférieure, que l'on pourroit encore appeler *l'artère choroïdienne de la carotide*; elle s'étend en 29, 29, 98, 98, vers l'extrémité inférieure du plexus choroïde des ventricules latéraux. C'est cette même artère que l'on aperçoit dans la planche V en 5, 6. Voyez l'explication de cette planche. Près de l'origine de cette artère sont de petits rameaux w, w, qui se distribuent au *tractus* optique, aux circonvolutions cérébrales voisines, et au crochet de la corne d'Ammon.

De la convexité de l'artère carotide naît, en 30, un rameau beaucoup plus considérable que le précédent. C'est l'artère communicante qui forme la plus grande partie du cercle de Willis; elle se continue avec l'artère 75, 74, qui est une des divisions principales de la basilaire. L'artère communicante fournit un grand nombre de petits rameaux dont les uns se portent vers les éminences mamillaires, les autres vers la base de l'entonnoir, plusieurs au *tractus* optique, aux nerfs oculo-musculaires, et à la fosse d'où ces nerfs sortent. Un rameau très-remarquable de la communicante, et que l'on trouve dans la plupart des sujets, est l'artère q, q; elle se dirige en s, s, vers l'extrémité inférieure du plexus choroïde des ventricules latéraux. J'ai déjà fait voir cette artère, planche V, en 10, 10, où elle naît de la communicante 8, 11. Voyez l'explication, où je lui ai donné le nom *d'artère choroïdienne postérieure et inférieure*. On pourroit aussi l'appeler *l'artère choroïdienne de la communicante*.

L'artère carotide se divise en dehors et en devant en deux branches principales; l'une, 4, est antérieure; l'autre, 21, est externe ou postérieure, suivant l'expression de Wepter, adoptée par Winslow et par Haller. Cette artère me paroît plutôt externe que postérieure, la seule communicante étant vraiment placée en arrière.

4, rameau antérieur de l'artère carotide. Il se cache au-dessous du nerf optique pour se rapprocher de son congénère; et en 6, 8, 9 il porte le nom *d'artère calleuse*. Les branches 6, 5, se distribuent aux nerfs optiques, aux racines du nerf olfactif, et aux circonvolutions voisines. Les divisions 10, 11, 17, 16, sont les branches cérébrales inférieures de l'artère calleuse; elles donnent des vaisseaux au nerf olfactif, et en 18, 18, elles s'anastomosent avec les extrémités de l'artère sylvienne. En 14, 15, 14, 15, sont les branches cérébrales antérieures et internes de l'artère calleuse; elles se ramifient sur la face interne des lobes antérieurs qui sont adossés en 105. En 9, 9, les artères calleuses se courbent et se réfléchissent sur le corps calleux, qu'elles suivent presque dans toute sa longueur, en se plaçant sur les côtés de cette espèce de plancher médullaire. Là, elles se distribuent à la face interne des hémisphères cérébraux. La faux et la partie antérieure de la tente en reçoivent plusieurs divisions. En devant, un rameau de cette artère pénètre dans le troisième ventricule, et fournit des vaisseaux très-déliés à la voûte, à la commissure antérieure, et à l'extrémité antérieure du *septum lucidum*. Le plexus choroïde des ventricules latéraux en reçoit aussi quelques-uns.

21, 21, branche externe de la carotide, dont elle peut être regardée comme le tronc. Son volume est un peu plus considérable que celui de la branche antérieure 4. Je lui ai donné le nom d'*artère sylvienne*, parce qu'elle s'enfonce dans la fosse qui porte le même nom. Les premières ramifications de cette artère sont très-nombreuses et très-déliées. On les voit en 20, 20; elles s'enfoncent à-peu-près verticalement dans les trous de la substance perforée que j'ai décrite près des racines du nerf olfactif. Quelquefois l'artère choroïdienne antérieure et inférieure en sort. Le plus souvent cependant elle est fournie, comme cette planche l'indique, par le tronc même de la carotide. L'artère sylvienne se divise, pour l'ordinaire, en trois branches pricipales, 22, 23, 24, dont la moyenne, 23, est placée au fond du sillon que Sylvius de le Boe a décrit, et qu'il a dit commencer à la hauteur de l'orbite, et s'étendre de bas en haut dans la région temporale. C'est cette artère, dit Vieussens, qui sépare le lobe antérieur du lobe postérieur du cerveau. Des rameaux profonds et courts en sortent en grand nombre et s'enfoncent dans la substance médullaire qu'ils percent, tandis que les autres sont flexueux et suivent dans leurs contours ceux des circonvolutions du cerveau qui leur correspondent. On les voit en 25, 26, 27. Ce sont les artères cérébrales moyennes et latérales. En 31 et 31, elles s'anastomosent avec les branches des cérébrales profondes, et, en 15, avec celles de l'artère calleuse.

*a, a, a, a,* artères vertébrales à leur entrée dans le crâne. Elles sont convergentes, et elles se réunissent en 47.

47, 61, artère basilaire qui résulte de l'union des deux vertébrales. Elle est placée sur le milieu de la protubérance annulaire où elle produit une légère dépression.

*n, n,* petits rameaux artériels qui se distribuent aux racines du nerf spinal et des premiers nerfs cervicaux.

88, 88, artérioles qui se ramifient sur les radicules du nerf lingual.

44, 45, *b*, la grande artère cérébelleuse profonde ou inférieure du côté gauche. 44, 46, *b, c,* la grande artère cérébelleuse profonde ou inférieure du côté droit. Ces artères ne sont jamais semblables des deux côtés; elles diffèrent toujours par leur volume ou par leur direction. On les trouve parmi les radicules du nerf accessoire, ou spinal, et du nerf vague : quelquefois elles sortent très-près de l'angle que forment les deux vertébrales, ou du tronc même de la basilaire. Ici la grande artère cérébelleuse profonde fait un trajet plus considérable à gauche qu'à droite. Après avoir fourni les rameaux 57, 58, 60, 38, 51, 52, 53, elle s'enfonce en se réfléchissant entre le cervelet et la moelle alongée, elle pénètre dans le quatrième ventricule, où elle fournit des branches aux expansions médullaires qui s'y trouvent et plexus choroïde de ce ventricule, et au cervelet lui-même. Le plus souvent c'est de cette artère que naît la spinale postérieure ; après avoir formé divers contours, on la voit quelquefois reparaître au dehors, comme on le remarque ici du côté droit en 55, 56. De l'anse 44, naissent des artérioles *x*, *x*, qui se distribuent au nerf vague et aux éminences olivaires.

42, 45, 45, 41, 41, les artères spinales antérieures. Elles sortent du bord interne des vertébrales, très-près des artères précédentes. On voit en 44 une communication presque transversale entre les artères spinales gauche et droite. Ces artères sont flexueuses en descendant, et quelques-unes de leurs rameaux s'enfoncent dans la fissure désignée en 147.

Des côtés des artères vertébrales en *y*, *y* naissent de petites artères très-nombreuses qui se distribuent aux éminences olivaires, au nerf vague, au nerf glosso-pharyngien, au nerf auditif et au nerf facial.

En soulevant l'angle 47, où se réunissent les deux vertébrales, on découvre un grand nombre de petites artères qui s'enfoncent verticalement dans le trou borgne postérieur, c'est-à-dire entre les deux sommets des éminences pyramidales.

Des deux côtés de l'artère basilaire, c'est-à-dire en $f$, $f$, $m$, $m$, $n$, $n$, $p$, $p$, sortent des artères très-nombreuses qui se distribuent aux nerfs abducteurs de l'œil, aux nerfs facial et auditif, aux nerfs de la cinquième paire en $h$, et enfin à toute la protubérance annulaire.

49, 55, 56, 64, 57, 65, petite artère cérébelleuse profonde ou inférieure du côté gauche, 48, 95, 50, 51, 71, la même artère du côté opposé. Elles ne sont jamais placées vis-à-vis l'une de l'autre dans leur origine, et je les ai toujours vu naître de la basilaire. Cette artère, oubliée par la plupart des auteurs, a été désignée par Haller sous le nom de *ramus cerebelli inferior alius*. La nomenclature que je propose ici distinguera facilement cette artère de celle que j'ai appelée la *grande cérébelleuse profonde*, et que Haller a désignée sous le nom d'*arteria cerebelli profunda*. En 55, 95, du côté gauche, elle se divise en deux branches ; elle fournit l'artère auditive 55 ; elle croise la direction du nerf facial et du nerf auditif ; elle se porte le long de la jambe ou pédoncule du cervelet ; elle se place dans le sillon tracé en 64, 65, et là elle donne des rameaux 67, 68, par lesquels elle s'anastomose avec la grande artère cérébelleuse profonde, et *a*, *a*, par lesquelles elle se joint avec les rameaux de l'artère supérieure du cervelet.

62, 62, l'artère supérieure du cervelet. En 66, 67, 68, elle se contourne sur la protubérance annulaire, et elle se dirige vers la face supérieure du cervelet. En *i*, *i*, elle fournit des branches aux nerfs trijumeaux, comme on la voit le long du bord antérieur et inférieur du cervelet, *u6*, en 63, 64, et 69, 70, 71, ses rameaux s'anastomosent avec ceux de la petite cérébelleuse profonde. Cette branche est celle que Haller a appelée *ramus anterior*. Je l'ai toujours désignée, dans mes leçons d'Anatomie, sous le nom de *rameau du pédoncule du cervelet*. Les divisions 66, 67, 68, qui remontent et se glissent entre la partie postérieure des couches optiques, les tubercules quadrijumeaux inférieurs et le cervelet, fournissent deux ordres de rameaux que j'ai décrits dans la planche VI de ce traité. Voyez-en l'explication. Ces deux ordres de rameaux sont, les uns profonds, 39, 40, figure 1, planche VI; les autres superficiels, 42, 43, 44, 45, 46, 73, 75, et 62, 70, 71, 72, 73, figure 1 de la même planche. (1) Les figures 1 et 3 de la planche V de cet ouvrage offrent aussi des détails qu'il faudra consulter. Voyez les n<sup>os</sup> 25, 26, de la figure 1; et ceux 18, 19, 42, 43, 20, 21, 22, 32, 35, 25 de la figure 3 de cette planche, où sont dessinés plusieurs rameaux de l'artère cérébelleuse supérieure.

73, 73, artère profonde du cerveau, *posterior sive profunda Halleri*. Elle se se croise, dans sa direction, avec les nerfs oculo-musculaires. Près de son origine sortent des artères très-déliées 65, qui s'enfoncent dans les trous dont est percée la substance blanchâtre qui compose cette région du cerveau. Ce sont les artères perforantes de la fosse oculo-musculaire. On en trouve de semblables près des racines du nerf olfactif, et dans la fosse de sylvius.

Plus loin, l'artère profonde du cerveau fournit la communicante 50, 50. Elle se divise ensuite en deux branches principales : l'une, 87, 78, 77, est inférieure; l'autre, *t*, *t*, remonte vers la toile choroïdienne, dont elle fournit, en grande partie, les vaisseaux, et je l'appelle la *branche ascendante de l'artère cérébrale profonde*. De son origine, *t*, *t*, et dans la base même du cerveau, cette branche fournit des rameaux *u* où l'extrémité inférieure du plexus choroïde des ventricules latéraux. Ces rameaux se joignent à ceux que l'artère communicante donne au même plexus. On pourroit les désigner sous le nom d'*artères choroïdiennes de la cérébrale profonde*. La branche ascendante que je décris se montre en dessus, entre la partie postérieure des couches optiques, et le

---

(1) Les rameaux que j'appelle *superficiels* sont désignés par Haller sous le nom de *rami medii arteriæ superioris cerebelli*.

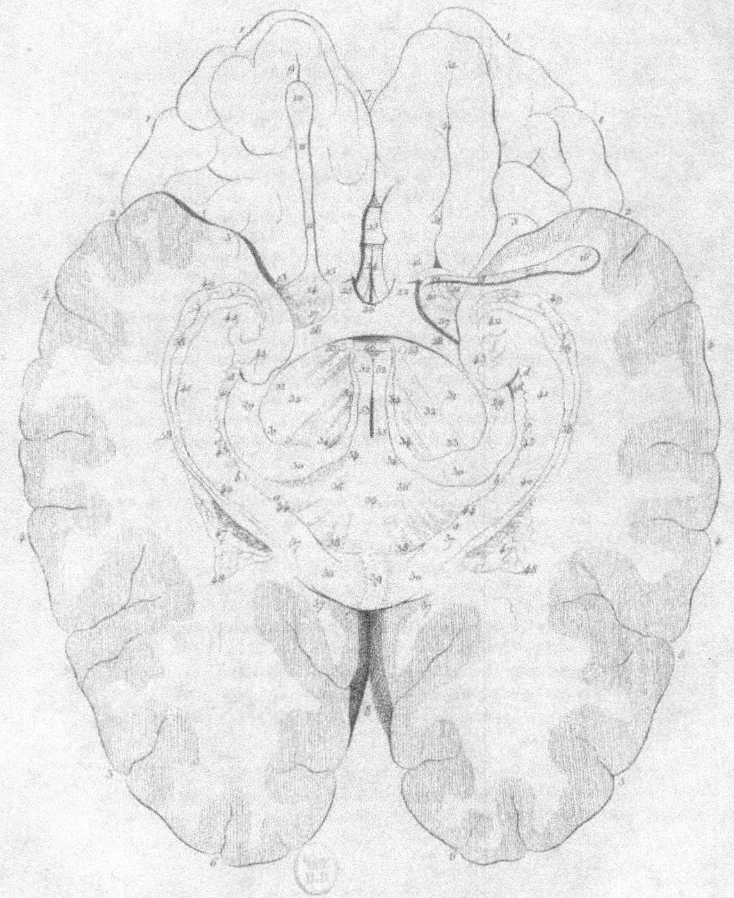

cervelet : on en voit le développement dans la planche VI ; fig. 1, en 55, 56, 57, 58, 59, 48, 49, 50, du côté droit ; et en 53, 54, 55, 56, 57, du côté gauche. Voyez aussi les rameaux de cette branche ascendante dans la planche V, fig. 1, 25, 29, 26 ; et fig. 3, 27, 24, 58, 43 ; et en 44, 45, 46, 26, 29, 40 ; où elle forme la toile choroïdienne. (1)

La branche inférieure de l'artère cérébrale profonde se divise en deux rameaux, dont l'un, 75, 76, s'anastomose avec les extrémités de l'artère sylvienne ; l'autre, 78, 77, 79, fournit des rameaux à la partie postérieure du cerveau.

Les artères choroïdiennes étant en très-grand nombre, j'ai pensé qu'il seroit utile de placer ici un résumé de leur nomenclature.

Ces artères sont placées, ou à la base du cerveau, et elles sont *inférieures*, ou au niveau de la voûte à trois piliers, et elles sont *supérieures*. Parmi les inférieures, on compte 1°. l'artère choroïdienne de la carotide ; 2°. celle de la communicante ; 3°. celle de la cérébrale profonde. Parmi les supérieures, on doit ranger 1°. les petits rameaux choroïdiens très-déliés, 52, 52, fig. 1, planche VI, de l'artère calleuse, près des piliers antérieurs de la voûte ; 2°. ceux de l'artère supérieure du cervelet, marqués 28, 28, fig. 1, planche V, et qui ne sont pas moins déliés que les précédens ; 3°. les branches choroïdiennes 25, 29, fig. 1, planche V, du rameau ascendant de la cérébrale profonde ; dont le volume est beaucoup plus considérable ; 4°. les divisions 31, 31, fig. 1, planche VI, de la grande artère cérébelleuse profonde qui se distribue au plexus choroïde du quatrième ventricule.

Ceux qui étudieront l'explication de cette planche, et celle des planches V et VI, auront une connoissance exacte de la distribution des artères du cerveau et du cervelet, dont la nomenclature que je propose, nouvelle en plusieurs points, se gravera facilement dans leur mémoire.

## PLANCHE XVII.

Cette planche représente le cerveau vu par sa base, et disséqué de manière à montrer une coupe horizontale des cornes d'Ammon, ou grands hypocampes, qui sont dessinés en entier dans les planches XIII, XVII, XVIII et XIX. On y remarque les substances grise et blanche, et la portion godronnée de ces productions. Chacune des couches optiques a été coupée obliquement de dehors en dedans, et de haut en bas, et la face inférieure de sa voûte est à découvert.

---

(1) On voit quelquefois une autre artériole choroïde, K, K, naître de la cérébrale profonde dans la base du cerveau.

1, 1, 1, 1, lobes antérieurs du cerveau.

2, 2, 5, 5, séparation du lobe antérieur d'avec le lobe moyen.

4, 4, 6, 6, lobes moyen et postérieur.

7, 8, faces internes des lobes antérieurs et postérieurs par lesquelles ils sont adossés l'un à l'autre.

Dans toute cette étendue, le cerveau est coupé horizontalement au niveau de la section 40, 41, des grands hypocampes.

23, bourrelet antérieur du corps calleux.

24, 24, péduncules du corps calleux.

10, 11, 12, nerf olfactif droit. Son maillet ou tête en 10; sa tige en 11, 12; ses racines ou filets en 15, 14, 15.

9. partie du sillon le long duquel ce nerf est placé, et qui le dépasse.

51, 51, 51, sillon olfactif le long duquel est placé le nerf qui porte ce nom.

16, 17, 18, 19, le nerf olfactif gauche. Ici ce nerf est hors de sa place. On voit en 17, 18, sa face supérieure, qui est surmontée dans son milieu par une saillie longitudinale, le long de laquelle se trouve le plus souvent une petite traînée de substance grise ou corticale. Cette saillie répond au sillon olfactif 51, 51.

20, 21, 22, racine du nerf olfactif gauche. C'est le filet externe 21 qui est toujours le plus long; souvent on n'en trouve que deux dont l'interne est toujours le plus court. Voyez les planches XIV, XV et XVI.

25, 25, les nerfs optiques; 26, la jonction de ces nerfs.

28, 29, le *tractus* optique.

30, 30, élargissement ou tubercule postérieur des couches optiques.

31, 32, 33, 34, couche optique coupée obliquement de haut en bas et de droite à gauche, dans le lieu où les jambes du cerveau s'y implantent. On y voit en 31, 32, 33, 35, des stries irrégulièrement mêlées de blanc et de gris, parmi lesquelles on en distingue de blanches qui, de 33 et 35, s'étendent vers le tubercule antérieur et interne des couches optiques.

34, 34, substance blanchâtre qui sert d'enveloppe à la partie interne des couches optiques.

51, 51, coupe horizontale des éminences mamillaires. Elles sont plus écartées ici que dans l'état naturel, vu le tiraillement de toutes ces parties.

56, la commissure antérieure.

52, 52, les colonnes antérieures du triangle médullaire, ou voûte à trois piliers. On les voit ainsi que cette voûte par leur face inférieure.

53, 53, 54, 54, continuation de ces mêmes colonnes ou piliers qui vont en s'élargissant.

55, 56, 56, portion postérieure et inférieure du triangle médullaire, ou voûte à trois piliers; on y remarque les petits reliefs ou fibrilles que l'on a comparés aux cordes d'une lyre. Voyez la planche V , figure 6 et 7, et la planche VI, figure, 3, 4, 5 et 6.

54, 56, 44, 45, colonnes ou piliers postérieurs du triangle médullaire. Ils se terminent en 44, 45, 46, par une bandelette blanche et médullaire, que j'ai appelée la bandelette de l'hypocampe, *tænia hippocampi*, et que l'on a mal à propos nommée CORPS BORDÉ, *corpus fimbriatum*. En 46, elle est contiguë à l'élargissement 43 de la corne d'Ammon.

57, 57, bourrelet postérieur du corps calleux.

59, portion du raphé de ce même corps qui se recourbe en arrière et en dessous.

50, 57, 50, 57, origine de la corne d'Ammon ou grand hypocampe sur les côtés du corps calleux.

58, 58, 58, 58, l'enveloppe blanche des cornes d'Ammon que leur section montre sous la forme d'une petite bande médullaire. Cette substance blanche se continue avec celle des circonvolutions cérébrales voisines.

57, 44, 40, 45, 41, 46, 42, 43, les grands hypocampes coupés horizontalement, et à peu près dans leur milieu.

57, 40, 41, 42, substance moyenne et grise du grand hypocampe, qui est étroite en 57, et qui s'élargit en 41, 42, 43.

42, 43, élargissement du grand hypocampe qui se trouve vers la partie antérieure et inférieure du cerveau. En 43, on voit un mélange de substance blanche et grise formant des spires irrégulières.

58, 58, *tractus* de substance corticale qui accompagne le grand hypocampe vers son bord interne, et qui sort du point où la substance blanche du corps calleux est contiguë à la substance corticale des circonvolutions cérébrales les plus voisines.

*a, b, c, d,* bord interne, concave, dentelé ou godronné du grand hypocampe. Ce bord est formé de substance grise, et il est contigu à la bandelette de l'hypocampe, 41, 45, 46.

Cette figure montre bien les rapports et les connexions du triangle médullaire, qui en 55, 59, adhère au corps calleux; du corps calleux lui-même, des hypocampes, de leurs bandelettes, de leur élargissement, des nerfs, des *tractus* et des couches optiques.

49, 49, portion antérieure et inférieure de l'étui du grand hypocampe, qui forme le prolongement inférieur des ventricules latéraux.

48, 48, portion du prolongement postérieur des mêmes ventricules, ou de la cavité ancyroïde que l'on voit en entier, planche IV, 26, 46, 44.

47, 47, portion postérieure des plexus choroïdes des ventricules latéraux.

# PLANCHE XVIII.

## FIGURE PREMIÈRE.

Cette figure représente le cerveau disséqué par sa base, et coupé à peu près horizontalement à la hauteur des nerfs et des *tractus* optiques. Cette préparation est destinée à faire voir la partie antérieure et inférieure du corps calleux, la cloison médullaire du troisième ventricule, le trajet des nerfs optiques dans la base du cerveau, l'extrémité inférieure de la bandelette striée ou *tænia semi-circularis*, et une coupe des pédoncules du cerveau près de la protubérance annullaire.

19, 19, 19, 19, 25, 25, 25, 25, contour extérieur du cerveau, où l'on voit les divers enfoncemens de la substance corticale.

17, 17, division des lobes antérieurs.

26, 27, division des lobes postérieurs.

20, 21, 22, 23, sillon de Sylvius avec ses divisions, dont j'ai parlé très-au long dans l'explication des planches précédentes. *Voyez* les planches VII, VIII, IX, 32, 4, 34.

45, 45, 45, 45, substance médullaire du cerveau dans laquelle on voit des points rouges qui sont produits par la section des petites artères.

7, 7, portion profonde des corps striés.

29, 29, partie du prolongement postérieur des ventricules latéraux, où est renfermé l'ergot ou petit hypocampe.

20, coupe horizontale du bourrelet postérieur du corps calleux. On y distingue des fibres blanches transversales.

56, 56, coupe un peu oblique des tubercules quadrijumeaux.

39, 39, 39, 39, jambes ou pédoncules du cerveau, qui, un peu plus loin, sont coupées de droite à gauche, en 40, 40, 41, 41, 42, 42, dans la région où ces productions se confondent avec l'éminence annullaire, et au-dessous des nerfs oculo-musculaires.

40, 40, portion médullaire des pédoncules du cerveau.

41, 41, coupe du corps ou segment noirâtre que j'ai trouvé constamment dans l'épaisseur de ces pédoncules.

42, 42, 43, 43, divers segmens de couleur blanche, cendrée ou rougeâtre, à peu près concentriques, qui sont rangés autour de l'ouverture marquée 44.

44, section d'un conduit étroit qui, passant sous les tubercules quadrijumeaux, s'étend du troisième au quatrième ventricule.

37, 37, 38, 38, nerfs oculo-musculaires ou de la sixième paire. Ils naissent d'une fosse placée entre les pédoncules du cerveau.

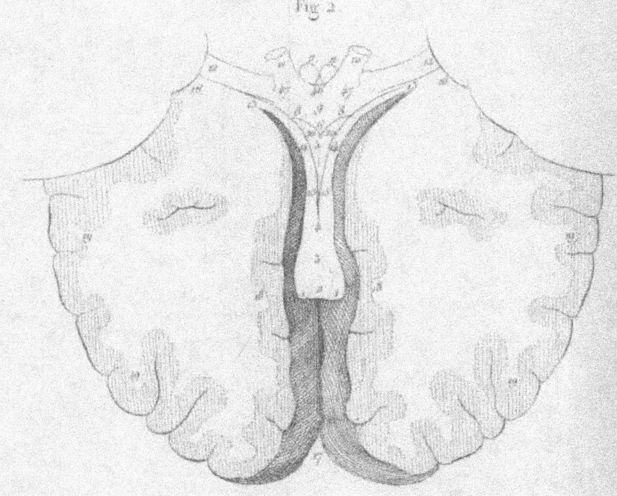


Fig. 2.


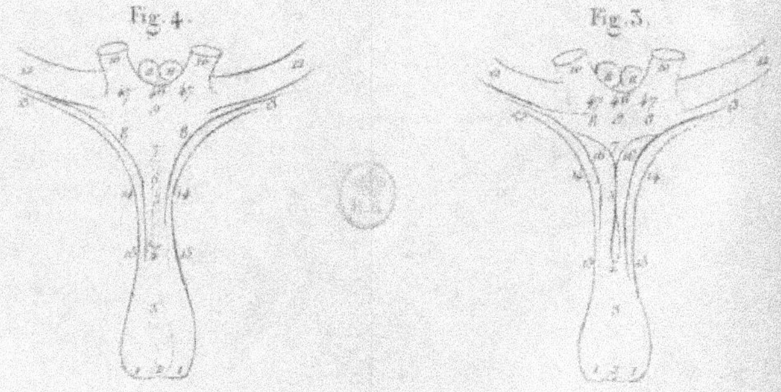


Fig. 4.
Fig. 3.

PL. XVIII.
Fig. 1ᵉ


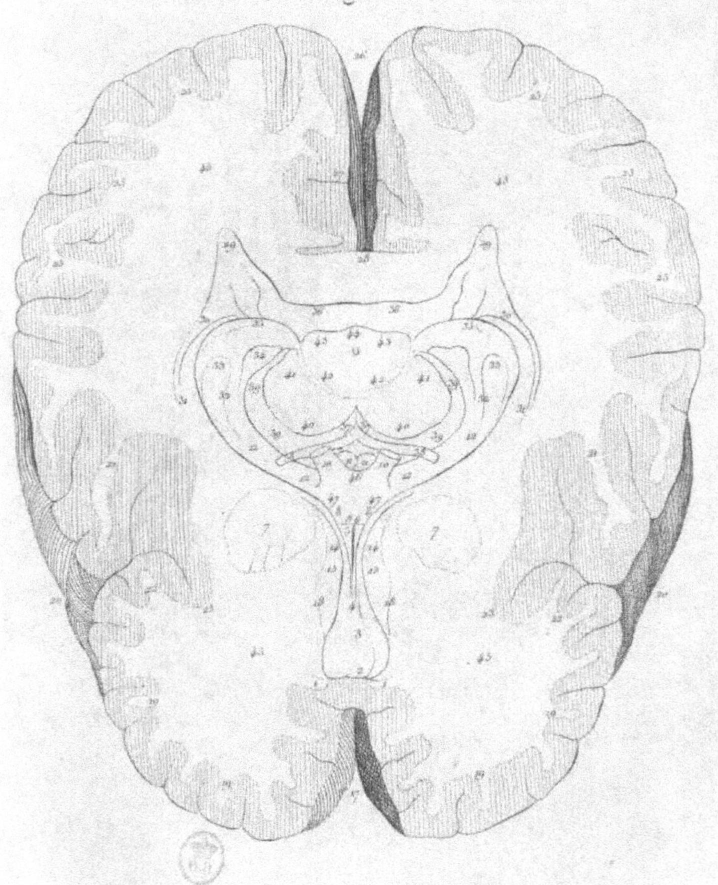

16, 16, substance perforée où s'enfoncent des vaisseaux nombreux. Elle se trouve près des filets d'où naissent en partie les nerfs olfactifs.

51, 50, 51, 50, portion inférieure de la bandelette striée ou *tænia semi-circularis*. J'ai vu quelquefois les filets qui composent l'extrémité 50, s'écarter les uns des autres, au lieu d'être réunis.

11, 11, éminences mamillaires, appelées en latin *eminentiæ candicantes*.

10, 10, nerfs optiques coupés à leur entrée dans l'orbite, et renversés en arrière pour faire voir la cloison du troisième ventricule.

12, 12, 12, 12, *tractus* optique sous la forme d'un cordon arrondi qui, d'une part, se continue avec les nerfs optiques 10, 10, et qui de l'autre, s'élargit en 32, 52; il devient plus large encore en arrière, où il offre trois ordres de saillies ou éminences en 33, 34, 35. Le *tractus* optique se confond avec les couches qui portent le même nom.

46, jonction des nerfs optiques. Quelques-uns lui ont donné le nom de commissure, et Zinn l'a appelée l'espace carré de ces mêmes nerfs.

8, 8, 9, 47, 47, cloison pulpeuse du troisième ventricule. Je l'ai aussi appelée, dans les *Mémoires de l'Académie des Sciences*, année 1781, lame grise de la jonction des nerfs optiques. Tarin (1) l'a désignée par le nom de *pars infundibuli anterior sud peculiari substantiâ circumscripta*. Cette lame grise et molle s'étend des environs de la commissure antérieure, marquée 6, vers les nerfs optiques; elle est recouverte de la pie-mère, dont on peut la séparer dans un cerveau très-ferme. Elle est composée de stries qui se dirigent obliquement de bas en haut : les stries les plus externes se contournent en dehors. La portion de cette lame, qui adhère aux nerfs optiques en 46, 47, 47, a de la consistance, et on y remarque des filets très distincts, qui se confondent avec le tissu de ces nerfs, dont on doit les regarder comme une origine particulière. Cette membrane est très-déliée; elle est demi-transparente. On aperçoit en 9 une cavité au travers de son tissu; et lorsque cette lame est rompue, on voit entre la commissure antérieure 6, et les nerfs optiques 46, 47, une ouverture qui mène au troisième ventricule.

1, 1, 2, 3, 4, 5, portion antérieure et inférieure du corps calleux. Le cerveau étant vu par sa base, si on écarte avec précaution ses deux hémisphères en devant, on parvient à ce plancher médullaire que les anatomistes n'ont point décrit. Il est placé au-dessus des artères calleuses, qui suivent son trajet et se recourbent en devant pour se diriger en dessus le long de la face supérieure du corps calleux; il s'étend depuis le bourrelet antérieur, 1, 1, jusqu'en 4, 15, 15.

1, 1, bourrelet antérieur du corps calleux.

2, 3, raphé inférieur de ce corps. Il se continue avec le raphé de la face supérieure.

_______________________

(1) *Advers. anat.* pag. 3.

3, 4, région où la largeur de ce corps diminue.

18, 18, coupe de quelques circonvolutions du cerveau qui se trouvent sur les côtés de ce corps.

13, 14, 15, cordons blancs ou *tractus* qui s'étendent en divergeant du corps calleux vers la substance perforée, près de l'origine du nerf olfactif. Je les ai désignés dans les *Mémoires de l'Académie des Sciences*, année 1781, par le nom de *pédoncules du corps calleux*.

4, 5, excavation longitudinale très-étroite, qui est formée par deux petits reliefs ou cordons placés entre les pédoncules du corps calleux. Dans le fond de cette excavation est une lame blanche qui sert de cloison à la cavité du *septum lucidum*. L'excavation que je décris varie beaucoup dans les différens sujets, comme on peut s'en convaincre par l'inspection des figures 2, 3 et 4 de cette planche, numéro IV, V. J'ai donné à cette excavation le nom de *fosse de la base du septum lucidum*, et à la lame qui en forme le fond, le nom de *cloison de sa cavité*. La petite fosse dont il s'agit se trouve immédiatement derrière l'extrémité amincie, 4, du corps calleux. En coupant longitudinalement la substance blanche, suivant la direction de cette fosse, on pénètre dans la cavité du *septum lucidum*. Cette dissection est une des plus difficiles dont un anatomiste puisse s'occuper. Il seroit presque impossible, sans le secours des planches, d'en donner une bonne idée. Ce sont ces difficultés qui m'ont fait penser qu'il seroit utile d'exposer dans le plus grand détail les variétés de cette conformation.

### FIGURE II III, et IV.

L'explication des chiffres est la même en général que dans la figure première; on remarquera seulement quelques différences dans la largeur et dans la direction des fibres de la lame 8, 9, 46, 47, qui ferme le troisième ventricule. Cette lame couvre entièrement la commissure antérieure dans les figures 3 et 4.

La portion antérieure et inférieure du corps calleux varie beaucoup aussi dans les figures 2, 3 et 4. On y voit, comme dans la figure première en 13, 14 et 15, les pédoncules du corps calleux. Les cordons ou reliefs, placés entre ces deux pédoncules, sont beaucoup plus volumineux que dans la figure première. On les voit en 20, 20, fig. 2, et en 16, 16, fig. 3 et 4. La fosse de la base du *septum lucidum* ainsi nommée parce qu'elle y correspond, est aussi très-différente dans ces trois sujets. En 4, 5, fig. 2, elle est si étroite qu'elle ne se montre que sous l'apparence d'un simple trait. En 4, 5, fig. 4, elle est alongée et étroite; et en 4, 5, fig. 3, elle est triangulaire. Dans les fig. 1 et 2, cette excavation ou fosse s'étend jusqu'à la commissure antérieure. Dans les fig. 3 et 4, elle en est séparée par l'espace 5, 6, plus considérable dans la fig. 3, que dans la fig. 4.

Lorsqu'on fait une coupe verticale du cerveau en deux moitiés, l'une droite et l'autre

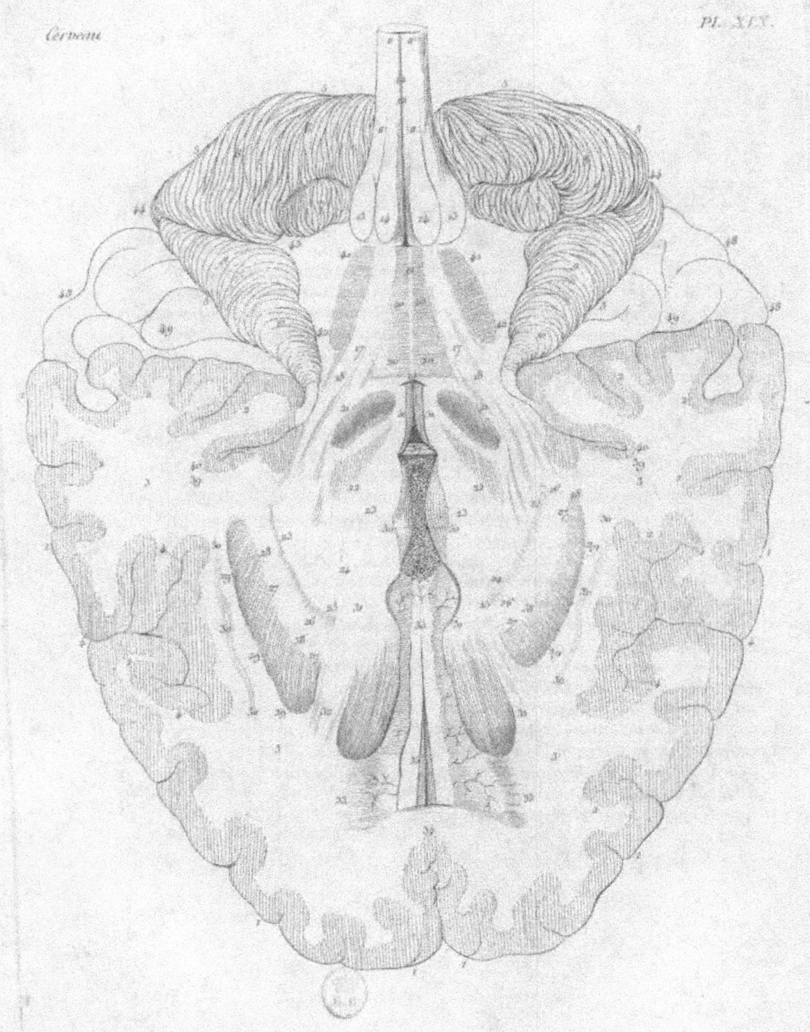

gauche, il faut inciser avec bien de la précaution dans la direction 4, 5, 6, de ces quatre figures, pour séparer les deux lames du *septum lucidum*, de sorte qu'il en reste une de chaque côté. Ce problème anatomique est certainement très-difficile à résoudre. Voilà pourquoi je me suis efforcé d'en développer toutes les circonstances.

## PLANCHE XIX.

Le cerveau étant renversé de manière que l'on voit la base en dessus, si l'on fait une coupe horizontale qui, commençant au niveau des corps pyramidaux, se prolonge dans l'épaisseur de la protubérance annulaire, dans celle des jambes du cerveau, dans les corps striés, latéralement, en devant et en arrière, dans les parties correspondantes des deux hémisphères, on obtient une préparation telle que celle-ci. Ce n'est qu'avec beaucoup de peine que je suis venu à bout de la faire avec assez de netteté pour être bien saisie par le dessinateur. L'étude de cette planche me paraît intéressante, en ce qu'elle montre mieux que toutes les descriptions possibles, les rapports de la moelle alongée et des corps pyramidaux avec la protubérance annulaire, avec les jambes et toute la substance médullaire moyenne du cerveau. On y retrouve les corps striés, que l'on a vu en dessus dans les planches VII, VIII, IX et X, et l'on y voit le troisième ventricule ouvert en dessous, et une portion du corps calleux en devant.

1, 1, 1, 1, 1, 1, 1, 1, circonférence des hémisphères du cerveau.

48, 48, 49, lobes postérieurs du cerveau.

2, 2, 2, 2, 2, 2, substance corticale du cerveau, formant différens contours dans les circonvolutions de ce viscère.

3, 3, 3, 3, substance blanche du cerveau où l'on remarque des points rouges, produits par la section des vaisseaux sanguins.

4, 4, 4, 4, 4, 4, sillons des Sylvius avec les circonvolutions qui l'accompagnent.

30, 30, 30, *tractus* cortical très-délié, qui se trouve entre le sillon de Sylvius et les corps striés, comme je l'ai déjà montré dans les planches VII, VIII, IX, 28, 28, 28.

40, coupe de la corne d'Ammon, dont l'extérieur est formé d'une couche blanche, tandis que l'intérieur l'est de substance cendrée.

59, portion du *plexus* choroïde des grands ventricules, qui a été coupé dans cette préparation.

5, 5, 5, 5, 5, 5, circonférence du cervelet.

6, 6, 8, 8, 9, 9, 10, 10, le cervelet vu en dessous. On y remarque ses circonvolutions formant différens monticules, et qui se coupent en plusieurs points.

6, 6, monticule ou lobule de la moëlle alongée.

7, 7, lobule du nerf vague.

44, 44, sillon des jambes du cervelet.

9, 10, portion de la face inférieure et antérieure ou temporale du cervelet, dont les circonvolutions 9, 10, sont dirigées dans un sens différent de celles 8, 8.

6, 7, 8, face occipitale du cervelet. Voyez la planche XV, où cette structure est représentée dans tous ses détails.

11, 11, 11, 11, moëlle épinière séparée en deux cordons par le petit sillon 12, 12, 12.

13, 13, éminences olivaires.

14, 14, corps pyramidaux. C'est à la partie antérieure de la moëlle alongée qu'ils se trouvent. Entre eux est le sillon 12, 12, qui aboutit en 15 à une excavation appelée *trou borgne postérieur*. Voyez planche XV, n°. 48. Lorsqu'on écarte le sillon 12, 15, entre les corps pyramidaux, on aperçoit de petits cordons blanchâtres et médullaires qui se portent d'un côté à l'autre comme autant de petites commissares dont la direction varie.

15, 15, substance blanche des jambes du cervelet coupée horizontalement.

41, 42, 16, 16, 17, 17, 20, 20, 19, 19, protubérance annullaire coupée horizontalement au niveau des corps pyramidaux 14, 14. On y distingue 1°. des filets horizontaux légèrement recourbés, convexes en devant, et que l'on voit en 42 vers le bord externe, et en 20, 20, dans la partie moyenne de cette éminence, 2°. un raphé marqué 19, 19, qui semble diviser la protubérance annullaire en deux parties, l'une droite et l'autre gauche; 3°. des *tractus* longitudinaux 16, 17, qui coupent les premiers à angle droit, dans lesquels la substance blanche domine, et qui s'étendent des corps pyramidaux 14, 14, vers les jambes du cerveau 18, 18. Ces filets blanchâtres, entre-coupés dans plusieurs points de substance cendrée traversent toute l'épaisseur de la protubérance annullaire, s'épanouissent et s'écartent en devant : les uns passent au milieu de la tache noire, *locus niger crurum cerebri*, marquée 21, 21; les autres se voient en 18, et quelques-uns s'aperçoivent même en 51, 51, la plupart se confondent avec les filets des corps striés en 22, 22, 23, 23, 24, 25, 25, 26. D'où il résulte que la moëlle alongée, dont les corps pyramidaux font partie, communique immédiatement par les *tractus* 16, 17, soit avec la protubérance annullaire, soit avec les jambes du cerveau et avec les corps striés; on peut même ajouter avec les couches optiques, auxquelles correspondent les espaces marqués 50, 50, 23, 23.

22, 22, 23, 23, 24, 24, 25, 25, 26, 26, 27, 27, 28, 28, 29, 29, différentes arcades qui s'étendent d'autant plus qu'elles sont plus antérieures. Elles appartiennent aux corps striés : les unes sont composées de substance blanche, comme 25, 25, 27,

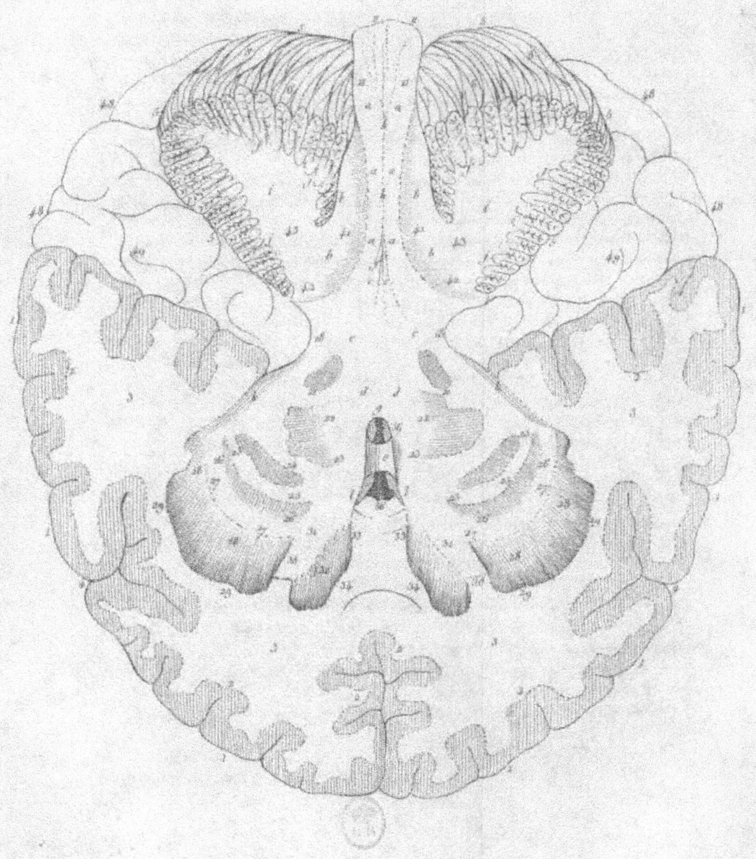

27 ; les autres le sont de substance cendrée, telles que 22, 26, 26, 28, 28. En 22, la substance cendrée forme une espèce de tache ; en 18 et 24, ce sont des filets longitudinaux très-déliés, en 26, 26, 28, 28, ce sont des arcades ; en 31, la substance blanche abonde ; et en 58, 58, est un espace blanchâtre entremêlé de quelques filets de substance cendrée. Cet espace divise le corps strié en deux parties : l'une interne, marquée 52 ; l'autre externe, marquée 29, 29, 28, 28, 26, 26.

54, coupe du bourrelet antérieur du corps calleux, dont les filets sont situés transversalement.

33, 33, face inférieure de la portion antérieure du corps calleux.

55, 55, débris du *septum lucidum*, dont les deux lames sont très distinctes, elles sont surtout très-écartées en devant en 53.

56, 56, cavité du troisième ventricule ouverte en dessous, et qui est terminée supérieurement par un entrelacement de vaisseaux, auquel j'ai donné le nom de *toile choroïdienne.*

57, commissure postérieure, vue en dessous.

## PLANCHE XX.

Cette coupe, faite sur un cerveau vu par sa base, est plus profonde que la précédente. Pour y procéder, j'ai entamé la moëlle alongée presque dans son milieu, et j'ai continué la section horizontalement dans toute l'étendue du cerveau. La plupart des *tractus*, filets ou arcades, que l'on voit dans la planche précédente, se retrouvent ici ; mais leur expression est plus foible et leur empreinte est moins marquée. Cette dissection du cerveau, faite, soit en dessus, soit en dessous, par couches successives, de sa surface vers son centre, ne laisse ignorer la structure d'aucune des parties qui le composent. Le cerveau que j'ai employé pour cette préparation, avoit été endurci par l'action d'un mélange d'esprit-de-vin et d'acide marin.

Je me suis servi, pour l'explication de cette planche, de chiffres et de lettres. Toutes les parties sur lesquelles les chiffres sont distribués, se voient dans la planche précédente, de même que dans celle-ci : leur explication doit donc être commune, et je renvoie à la planche XIX pour tout ce qui les concerne.

Les parties désignées par des lettres étant particulières à la planche XX, j'en donnerai ici une explication détaillée.

*a*, *a*, *a*, *a*, *a*, *a*, *tractus* blancs que l'on voit des deux côtés de la fente ou sillon très-étroit de la face antérieure de la moelle alongée. Ils se prolongent dans l'épaisseur de la protubérance annulaire.

$h$, $h$, fente ou sillon de la région antérieure de la moelle alongée. Une partie de ce trait $h$, $h$, se continue avec le raphé de la protubérance annulaire.

$b$, $b$, $b$, $b$, espaces latéraux de la moelle alongée qui correspondent à la place où étoient les corps olivaires, et une partie des corps pyramidaux. On y remarque des filets dont la direction est transversale. En $41$, $42$, on en aperçoit qui suivent la même marche. Ceux-ci appartiennent à la protubérance annulaire, on les trouve dans la planche précédente en $41$, $42$.

$f$, $e$, $e$, $e$, $e$, $d$, $d$, filets entremêlés de substance blanche et cendrée qui sont disposés en manière de pinceau. Ils se rapprochent et se réunissent en $f$; ils s'écartent en $e$, $e$, $e$, $e$, et en $18$, $18$; ils se prolongent, et sont presque parallèles en $d$, $d$; ils correspondent à ceux qui sont marqués dans la planche précédente en $16$, $17$, $18$; mais ils sont plus pressés les uns contre les autres, et ils se trouvent vers le milieu de la protubérance annulaire.

Les taches noires $21$, $21$, sont ici beaucoup plus étroites que dans la planche précédente.

$g$, terminaison ou angle postérieur du troisième ventricule $36$, $36$, qui est ici, comme dans la planche XIX, ouvert en dessous.

$e$, commissure molle des couches optiques vues en dessous.

On voit en $k$, $k$, de chaque côté, un espace blanc beaucoup plus étendu que dans la planche précédente. Les filets qui naissent de la moelle alongée et de la protubérance annulaire, sont beaucoup moins nombreux, et moins prolongés ici que dans la planche XIX.

$i$, $i$, substance blanche placée dans le milieu du cervelet. Elle a été coupée horizontalement.

$i$, $i$, $i$, $i$, $i$, $i$, ramifications de la substance cendrée du cervelet, auxquelles on a donné le nom d'*arbre de vie*.

## PLANCHE XXI.

On ne démontre point le cerveau sans faire voir le centre ovale de Vieussens, et la face supérieure du corps calleux; mais on n'a point recherché quelle est la structure de la face inférieure de ce corps, ni quelle est la disposition de la voûte que la substance médullaire forme de chaque côté au-dessus des corps striés. C'est ce que j'ai fait dessiner dans cette planche, en continuant la dissection du cerveau par sa base. On y voit le corps calleux en dessous, des restes du *septum lucidum* et du triangle médullaire, la partie supérieure des ventricules latéraux, et une portion du prolongement postérieur de ces mêmes cavités.

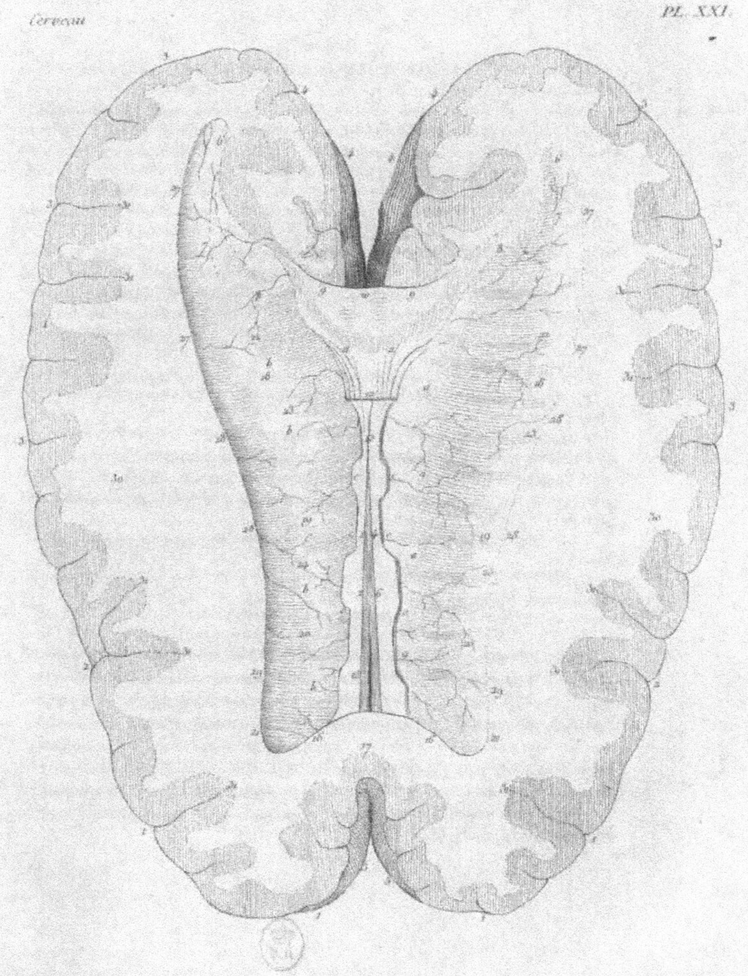

1, 1, 1, 2, 2, 3, 3, 3, 4, 4, 4, 4, 5, 5, bord extérieur du cerveau coupé horizontalement au niveau du bord supérieur des corps striés que l'on a enlevés. La substance corticale 31   31, 31, 31, y forme différentes circonvolutions et enfoncemens.

5o, 5o, substance blanche médullaire, qui, se continuant en 27, 28, 29, avec la voûte des ventricules latéraux, forme en dessous un centre ovale médullaire, comme il y en a un en dessus, voyez la planche II; avec cette différence qu'ici on voit de chaque côté une grande excavation longitudinale, marquée 22, 18, 19, 24 et 20, tandis que le centre ovale supérieur n'est interrompu que par le corps calleux.

16, 16, bourrelet antérieur du corps calleux dont on voit les fibres transversales confondues dans la coupe horizontale du cerveau. La substance corticale 17 en est très-près.

9, 9, bourrelet postérieur du corps calleux. On remarque une portion de son raphé, en 10, avec les fibres transversales situées latéralement.

11, 11, 12, portion postérieure de la voûte à trois piliers ou triangle médullaire, qui reste attachée à la région postérieure et inférieure du corps calleux.

13, 14, 26, 15, trajet du *septum lucidum*, dont on aperçoit les deux lames très-distinctes, surtout en 26, 15. C'est son bord supérieur qui se confond ainsi avec la région longitudinale inférieure et moyenne du corps calleux. En 15, ces lames sont surtout très-écartées: c'est là que se trouve la cavité du *septum lucidum*.

c, c, c, c, c, ces lettres désignent de petits reliefs parallèles et transversaux, que l'on voit de chaque côté sur la face inférieure du corps calleux. On en trouve également en dessus. Voyez la planche II, x, x.

a, a, a, a, b, b, b, b, limites du corps calleux. C'est entre ces lettres qu'il est compris. En dessous, il se confond avec la voûte médullaire des ventricules latéraux, en dessus il est distinct du reste du cerveau.

22, 18, 19, 24, 20, excavation qui s'étend de chaque côté du cerveau de devant en arrière, en faisant un léger contour, marqué 27, 27, 28, 29. Dans cette excavation est contenue une partie des corps striés, qui répondent à l'espace marqué 28, 28, 29. Ces deux cavités, divisées par le *septum lucidum* en 13, 14, 26, 15, forment la paroi supérieure et concave des ventricules latéraux; c'est pour cette raison que je leur ai donné le nom de *voûtes de ces mêmes ventricules*. Elles se prolongent en arrière en 22, 8, 7, 6, où elles concourent à la formation de la cavité ancyroïde; elles se prolongent aussi en devant, mais d'une manière beaucoup moins marquée 21, 21. Voyez planches II et III.

22, 18, 25, 20, a, b, ramifications artérielles qui se distribuent sur la surface de la voûte des ventricules latéraux.

# PLANCHE XXII.

Cette planche est destinée à faire voir le cerveau coupé perpendiculairement de devant en arrière, et divisé en deux parties égales. Elle présente un
grand nombre d'objets que cette coupe seule peut montrer, telle que l'origine
des piliers ou colonnes du triangle médullaire, celle des pédoncules de la
glande pinéale, la forme et l'étendue du *septum lucidum*, et la face interne
des couches optiques.

## FIGURE PREMIÈRE.

Elle représente la moitié gauche du cerveau. Cette préparation est très-difficile à faire ;
elle a été dessinée sur un cerveau vu par sa base, et dont la face convexe étoit en bas.
Cette position étoit nécessaire pour ne point déformer par la pression les saillies nombreuses que la base de cet organe montre à l'observateur.

2, 2, 3, 5, lobes antérieur et moyen.

4, 5, 6, division du lobe moyen et du lobe postérieur. Il y a un grand nombre de
sujets dans lesquels cette division n'est point remarquable.

7, 7, 7, lobe postérieur.

16, 17, portion profonde du lobe moyen qui est reçue dans la fosse moyenne du
cerveau.

20, 24, 26, 27, circonvolution cérébrale qui accompagne le corps calleux.

18, 22, 9, 9, 19, circonvolutions qui suivent avec plus ou moins de régularité la
direction de la première. En 19, 8, 10, cette direction n'est plus la même.

9, 10, 10, 15, circonvolution qui se divise à peu près comme le bourrelet antérieur
du corps calleux. On la suit en 15, 14, 13, 15, 12, 11, 8, dont les contours sont
parallèles.

67, 68, 69, 70, 30, le corps calleux coupé verticalement et longitudinalement dans
son milieu. On voit une portion de sa face supérieure en 25, 26, 26. Il s'arrondit en
27, 28, 29, c'est ce que j'appelle son *bourrelet antérieur*. En 30, il se termine par une
sorte de pointe. En 71, 72, 73, est une partie de son raphé. En 26, ses stries sont
perpendiculaires ; en 68, 67, elles deviennent obliques ; en 69, 70, elles le sont dans
un sens contraire ; de 70 à 29, elles sont à peu près transversales.

32, 33, 34, lame gauche du *septum lucidum* sur laquelle se ramifient plusieurs
vaisseaux sanguins qui sont fournis par le grand *plexus* choroïde.

35, coupe de la commissure antérieure.

54, coupe des nerfs optiques dans le lieu de leur jonction.

55, le nerf optique gauche.

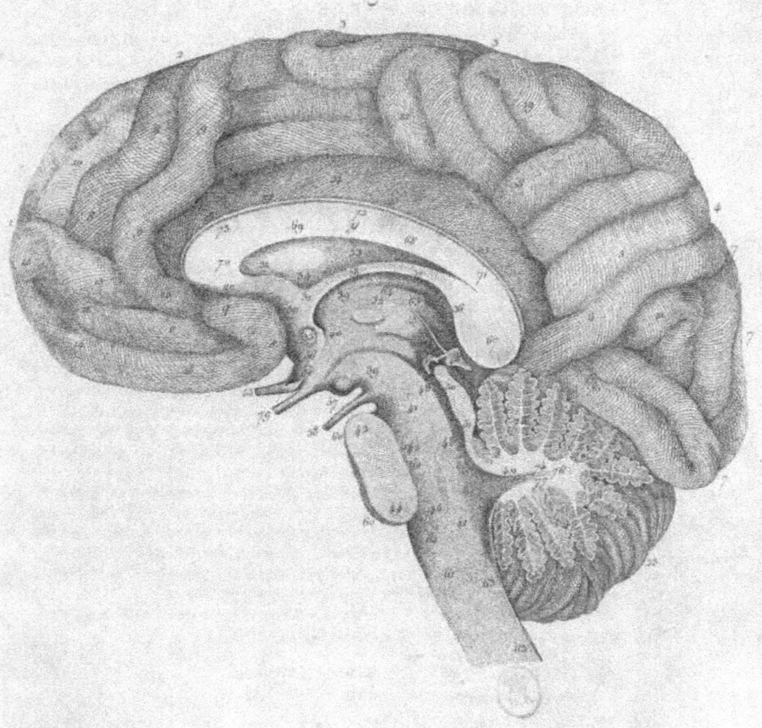

Fig. 1.

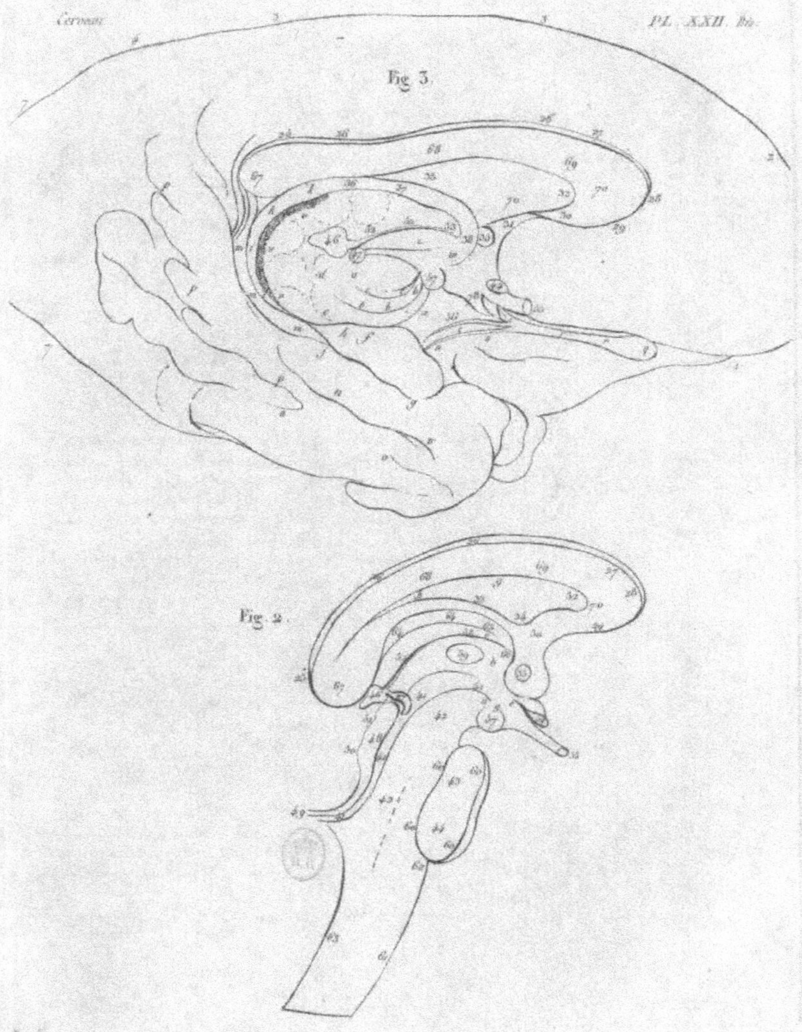

Fig. 3.

Fig. 2.

79, coupe de l'entonnoir, *infundibulum*, ou tige pituitaire.

57, l'éminence mamillaire gauche.

58, 58, le nerf moteur des yeux, ou nerf de la troisième paire.

59, 59, face interne de la couche optique. Cette paroi contribue, avec celle du côté opposé, à la formation du troisième ventricule, ou *ventricule des couches optiques* entre lesquelles il est placé.

56, 57, 58, moitié gauche du triangle médullaire, ou voûte à trois piliers. En 56, on voit son adhérence avec le corps calleux ; en 58, elle se contourne ; et en 10, le pilier antérieur passe derrière la commissure antérieure marquée 55.

64, 65, 66, très-petite portion du *tænia semi-circularis*, ou bandelette striée.

59, portion du grand *plexus* choroïde. On y voit aussi le tubercule antérieur et interne de la couche optique.

46, glande pinéale, dans laquelle on voit un petit *tractus* blanc fourni par la partie postérieure du pédoncule.

52, 52, pédoncule de la glande pinéale. Il s'arrondit en 53, et il disparoît près du pilier antérieur du triangle médullaire 10.

56, substance perforée qui se trouve près du nerf optique, et au-dessous de la commissure antérieure. Entre cette commissure marquée 55, et la coupe de la jonction des nerfs optiques, marquée 54, est une petite lame très-déliée que ferme le troisième ventricule : cette lame est située en *n* ; mais elle est si déliée qu'il est presque impossible d'en donner une idée dans cette planche. *Voyez* la planche XVIII, 8, 9, 47.

51, *s*, petite production de substance médullaire à laquelle j'ai donné le nom de *pédoncules du corps calleux*. Voyez dans la planche XVIII les numéros 13, 14, 15. Ce pédoncule rapproché de son congénère, forme une fosse marquée 4, 5, dans la planche XVIII à laquelle j'ai donné le nom de fosse de la base du *septum lucidum*. En *y*, se trouve une lame très-déliée qui bouche la cavité formée par les deux lames du *septum lucidum*. Cette lame est si mince, qu'il est difficile de la représenter ici.

51, 50, tubercules quadrijumeaux supérieur et inférieur.

48, 48, 49, communication du troisième ventricule, ou *ventricule des couches optiques*, avec le quatrième ventricule, ou *ventricule du cervelet*.

74, 76, 77, tronc et branches principales de la substance médullaire dans l'intérieur du cervelet. On en voit sortir les ramifications médullaires 78, 78, 78, 78, 78, 78, dont la réunion compose ce que l'on appelle communément *l'arbre de vie*.

23, bord postérieur du cervelet.

75, portion du *plexus* choroïde du cervelet.

41, 41, 42, 45, 61, 63, 65, divers *tractus* de substance plus ou moins blanche, et qui s'étendent le long de la moëlle alongée.

62, filets ou petits reliefs qui se trouvent entre les corps pyramidaux.

60, 60, 60, 62, 42, coupe de l'écorce blanche et médullaire de la protubérance annullaire ou pont de Varole.

43, 44, coupe de la protubérance annullaire où est un mélange de substance grise et blanche.

## FIGURE II.

Elle offre les mêmes parties que le centre de la figure première ; mais les organes sont préparés de sorte à faire voir les rapports de différens cordons ou *tractus* avec l'éminence mamillaire et entr'eux. Une portion de la paroi interne de la couche optique, 59, 59, a été enlevée pour montrer le prolongement des *tractus* médullaires *a, b, d, e.* Le pilier antérieur du triangle médullaire ou voûte à trois piliers a été détaché et coupé en 58, pour montrer dans une plus grande étendue le *tænia semi-circularis*, 64, 64, 65, 66, dont on ne voit dans la figure première qu'une très petite portion. Ici, le corps calleux est soulevé, et l'on voit voit en *g, h*, la portion postérieure et étroite du *septum lucidum*, qui n'est point sensible dans la figure première.

Les chiffres distribués sur les différens points de la fig. II, sont absolument les mêmes que ceux de la figure première, et leur explication étant aussi la même, j'y renvoie le lecteur. Je me suis servi des lettres de l'alphabet pour faire connoître les détails qui sont particuliers à cette figure.

*d, e*, est une tige de substance médullaire, qui résulte de la jonction du pilier antérieur du triangle médullaire, coupé en 58, avec le pédoncule de la glande pinéale 52, 57. Cette jonction se fait en *f*.

*a, b*, cordon blanc qui, de l'éminence mamillaire, 57, s'élève en formant une courbe vers le tubercule antérieur et interne de la couche optique *e*. En 57, dans l'éminence mamillaire, se confondent donc la tige *d, e*, le cordon *a, b*, et un ou deux *tractus* blancs de la moëlle alongée 42, 42.

64, 65, 66, portion antérieure du *tænia semi-circularis*, ou bandelette striée dont les filets 66 se divisent, et se perdent vers la partie antérieure et interne des corps striés dans la substance blanche qui s'y rencontre, et devant la commissure antérieure. Quelquefois un de ces filets se joint au pilier antérieur de la voûte. Je n'en ai vu aucun s'étendre jusqu'à la commissure antérieure ; mais la substance blanche, dans laquelle ils s'épanouissent, communique avec cette commissure.

## FIGURE III.

On remarque dans cette figure une coupe perpendiculaire du cerveau, faite par sa base, et présentée obliquement, afin de faire voir comment on peut pénétrer dans les prolongemens inférieurs des ventricules latéraux, sans blesser aucune partie du cerveau. Il suffit de soulever adroitement dans la base de ce viscère, la partie que j'ai appelée le

*crochet des grands hypocampes.* (1) On aperçoit à découvert, dans cette figure, le bord dentelé ou godronné de ces productions.

Les différens chiffres distribués sur cette figure, sont les mêmes, et occupent les mêmes places que ceux des figures première et seconde ; et par conséquent leur explication, que je ne répéterai point ici, doit être la même.

La couche optique est entamée plus profondément ; le pilier postérieur du triangle médullaire est plus éloigné de la glande pinéale, le *plexus* choroïde paroît dans une plus grande étendue que dans les figures précédentes, et le prolongement inférieur des ventricules latéraux est plus ouvert que dans l'état naturel, ce qui étoit nécessaire pour faire voir toutes les parties de ce dessin.

*b*, *b*, *c*, *c*, *y*, *d*, *e*, couche optique, coupée obliquement au niveau de l'éminence mamillaire ; c'est-à-dire que le pédoncule ou jambe du cerveau a été coupé obliquement à son entrée dans la couche optique.

*a*, tache rougeâtre environnée d'un cercle de substance blanche dans l'épaisseur de la couche optique.

*b*, *b*, *b*, trajet de la tache noire que l'on voit planche XVIII, numéro 41, 41. Elle est située dans l'épaisseur des pédoncules du cerveau.

*c*, *c*, petit *tractus* blanc situé au-dessus.

*y*, espace blanchâtre qui, de l'éminence mamillaire, s'étend vers la commissure postérieure.

*d*, *e*, coupe des deux éminences postérieures des couches optiques.

*z*, débris ou reste de la commissure molle des couches optiques.

*w*, pilier antérieur de la voûte ou triangle médullaire.

*v*, *v*, *v*, portion du grand *plexus* choroïde.

*k*, *k*, pilier postérieur du triangle médullaire, qui se prolonge d'une part en 36, 37, 38, *w*, et qui, de l'autre en *k*, *i*, *i*, *h*, s'étend jusqu'à l'extrémité de la corne d'Ammon comme on peut voir aussi dans la planche XVII en 44, 45, 46. Cette dernière portion *h*, *i*, *i*, *h*, appelée mal à propos *corpus fimbriatum*, et à laquelle j'ai donné le nom de *tænia hypocampi*, est formée de substance blanche ; elle se rétrécit en *i*, en *h*, elle s'épanouit sur une portion de la substance cérébrale qui forme l'étui du grand hypocampe ou corne d'Ammon.

*f*, *g*, *h*, *j*, circonvolution cérébrale qui forme ce que j'appelle le *crochet du grand hypocampe* représenté planche XIV.

*n*, *n*, *o*, *o*, circonvolutions cérébrales situées près le crochet du grand hypocampe.

*n*, *p*, *p*, *p*, circonvolutions situées près du grand hypocampe ou corne d'Ammon, et qui servent à former son étui.

---

(1) Voyez la planche XIV, 12, 13, 14, 15.

*l*, lieu d'où naît le grand hypocampe par un *tractus* de substance cendrée.

*m*, *m*, *m*, bord dentelé ou portion crénelée du grand hypocampe que l'on aperçoit, l'étui de cette production ayant été soulevé et dilaté pour la faire voir.

*r*, *r*, *q*, nerf olfactif.

*s*, *t*, *u*, *u*, racines du nerf olfactif. La plus longue *u*, *u*, est externe.

*x*, filet ou relief de substance blanche, qui dans ce sujet n'appartenoit point à la première paire, et qui croisoit la direction de ses radicules près de la substance perforée, marquée 56. Voyez les mémoires et les planches que j'ai publiées à ce sujet. *Académie des Sciences*, 1781, pages 605, 607 et 608.

## PLANCHE XXIII.

On voit dans cette planche ; 1°. une coupe du cerveau faite perpendiculairement de droite à gauche dans la partie moyenne de cet organe ; 2°. différentes sections des couches optiques ; 3°. des coupes longitudinales et verticales des cornes d'Ammon ou grands hypocampes.

### FIGURE PREMIÈRE.

Comme on n'a pas d'autre moyen pour bien connoître le cerveau, que d'en faire des coupes dans toutes sortes de sens, j'ai multiplié ces préparations autant que je l'ai cru nécessaire pour montrer successivement tous les reliefs, toutes les cavités et les divers mélanges des filamens, cordons et replis, qui existent dans ce viscère.

La coupe que l'on a sous les yeux a été faite verticalement de droite à gauche à la partie postérieure du conduit auditif externe. On trouve, dans les *Œuvres posthumes de Santorini (septemdecim tabulæ* fol. 1775, *tab. III, fig. III,)* une figure à peu près semblable à celle dont on va lire l'explication. Ceux qui compareront ces figures entr'elles remarqueront, dans celle que je publie, et que j'ai fait dessiner avec grand soin d'après nature, plusieurs détails que Santorini a négligés, principalement sur la disposition intérieure des corps striés, sur celle des grands hypocampes, sur celle de la protubérance annullaire, et enfin sur celle de la partie qui répond aux jambes du cerveau.

1, 1, 1, 1, coupe verticale des os du crâne qui sont composés de deux lames osseuses et du diploé.

2, coupe de ces mêmes os dans la partie qui répond au sommet de la tête ou *vertex*.

3, coupe des os temporaux dans la région mastoïdienne.

4, 4, 4, 4, cartilages des oreilles.

5, 5, 5, 5, 5, 5, 6, 6, 6, 6, circonvolutions du cerveau composées de substance corticale qui forme divers enfoncemens dans la médullaire.

Cervan.
Fig. 6.
Fig. 4.
Fig. 3.
Fig. 5.
Fig. 10.
Fig. 8.
Fig. 9.
Fig. 7.
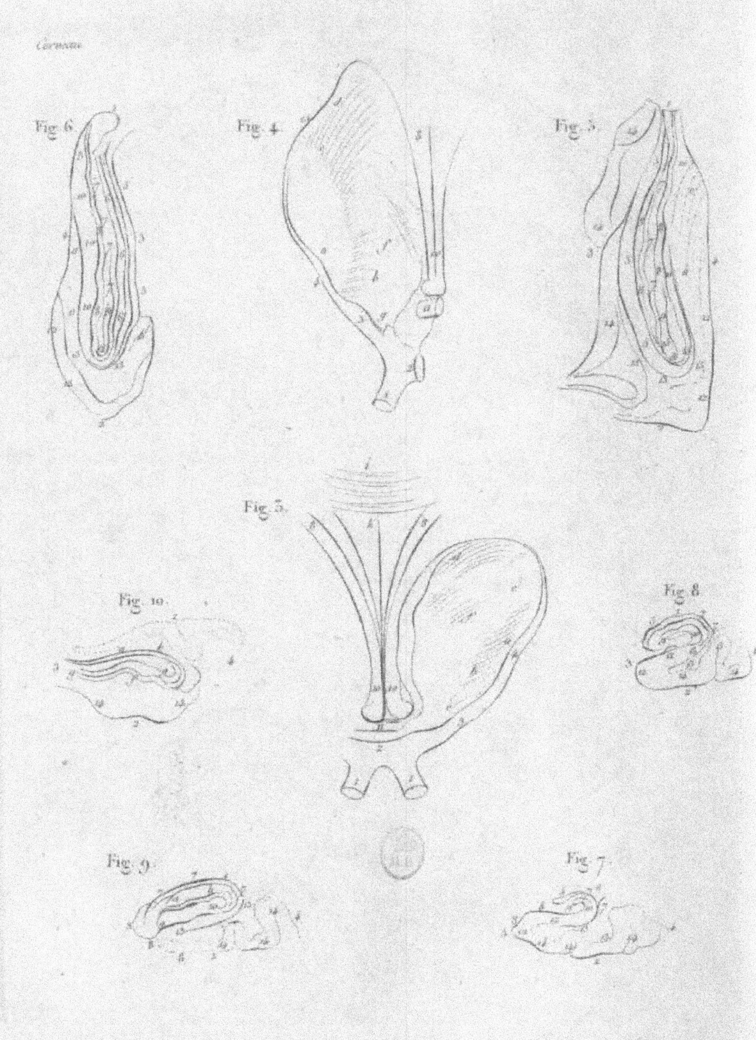

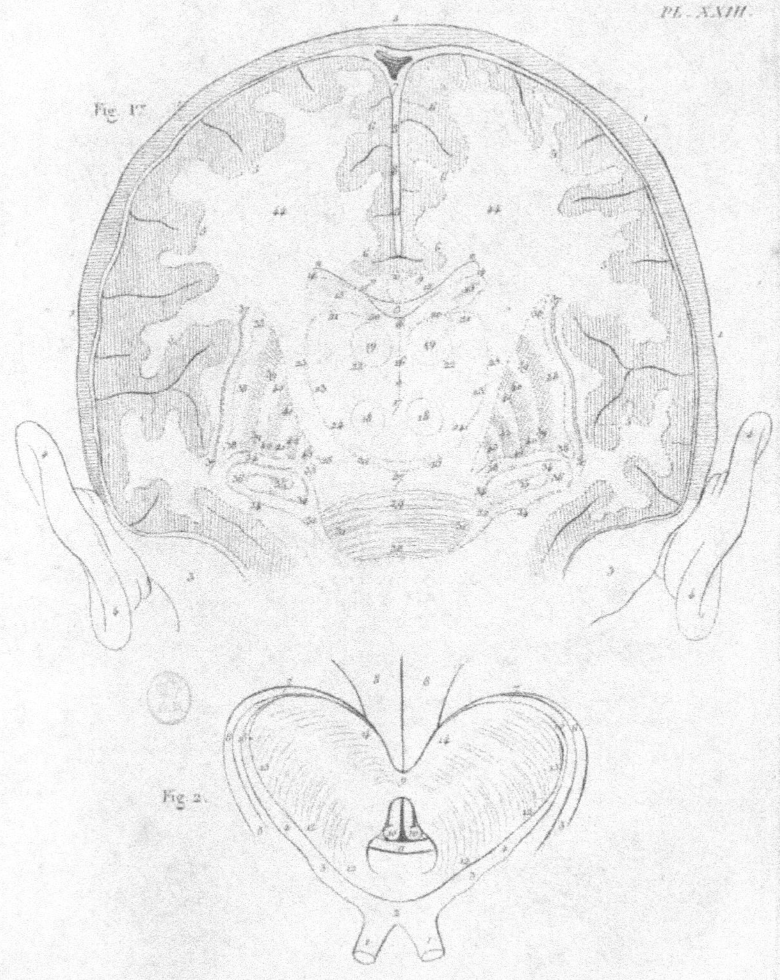
Fig. 1er.
Fig. 2.

44, 44, portion médullaire des hémisphères du cerveau. On y voit des points rouges formés par la section des artérioles.

7, 8, 8, coupe d'une production verticale de la dure-mère, à laquelle on a donné le nom de *faux du cerveau*. On voit en 7, la section irrégulièrement triangulaire du sinus longitudinal supérieur. Différens points noirs, qui se trouvent dans l'épaisseur de la faux en 6, 8, désignent les veines qui rampent entre les membranes de cette production. Ces orifices ont cela de particulier, que presque tous n'ont pas une forme ronde mais ovale. Nous remarquerons encore que l'extrémité inférieure de la faux ne s'étend point jusqu'au corps calleux marqué 9, 9; ce qui montre combien est peu fondée l'assertion de ceux qui ont avancé que l'usage de la faux étoit de soutenir ce corps.

9, 9, 10, coupe verticale du corps calleux; en 10 est son raphé.

12, 12, petites portions du *plexus* choroïde des ventricules supérieurs.

13, coupe perpendiculaire du triangle médullaire ou voûte à trois piliers. On ne distingue point ici le *septum lucidum*, ni la cavité intermédiaire que forment ces deux lames, parce que cette partie très-délicate s'affaisse et disparoît entièrement dans la coupe que j'examine. Quoique Santorini en fasse mention dans l'explication analogue à celle-ci, on n'en trouve absolument aucune trace dans la planche elle-même. (*Septemdecim tabulæ*, tab. III, fig. III.)

11, 11, fente oblique et étroite formée par les ventricules latéraux ou supérieurs.

15, 15, portion supérieure ou antérieure des corps striés ou cannelés.

14, 14, lame de substance blanche que l'on trouve entre le corps strié et le bord externe des ventricules latéraux.

16, 16, 17, coupe verticale du troisième ventricule que j'appelle aussi *ventricule des couches optiques*. En 16, 16, est la partie supérieure, et en 17 est la partie inférieure de ce ventricule : il ne paroît que sous la forme d'un trait; ce qui montre qu dans l'état naturel ces sortes de cavités ont très-peu d'étendue.

*a*, place qu'occupe la commissure molle des couches optiques.

19, 19, 20, 20, 21, 21, 22, 22, 23, 23, 23, 23, coupe verticale des couches optiques vues à l'extérieur et à l'intérieur. Leur contour est marqué en 23, 23. En 19, est une tache rougeâtre, environnée d'un cercle blanc marqué 20, en 23, la teinte est un peu moins rougeâtre qu'en 19.

18, 18, 24, 24, 26, 26, 27, coupe verticale des jambes ou pédoncules du cerveau près de la protubérance annulaire. En 18, 18, est une tache rougeâtre. En 26, 26, 27, est la trace semi-circulaire de la tache noire, ou *locus niger crurum cerebri*.

29, 30, 31, 31, coupe de la protubérance annulaire dont on voit les fibres transversales en 31, 31.

28, 28, filamens très-déliés de substance cendrée qui s'élèvent de la protubérance annulaire le long du bord externe des pédoncules du cerveau et des couches optiques.

52, 52, artère cérébrale postérieure coupée.

53, section du *plexus* choroïde qui est placé le long des grands hypocampes.

54, 54, 55, 56, 56, coupe perpendiculaire de la corne d'Ammon ou grand hypocampe. En 54, 54, 54, est une lame médullaire disposée en spirale, et qui se termine par un petit crochet en 55. En 56, 56, est la substance corticale distribuée dans l'intérieur de cette production.

57, 57, *tractus* cortical situé entre les corps striés et le sillon de Sylvius.

58, 58, 59, 59, 40, 40, 41, 41, 42, 43, corps striés dont la coupe est triangulaire. On y voit différentes arcades, tantôt de substance corticale, telles que 59, 59, 41, 41 ; tantôt de substance médullaire, telles que 40, 40, 42.

## FIGURES II, III et IV.

Ces trois dessins ont pour objet de faire connoître la structure interne des couches optiques, et de montrer l'origine intime du nerf qui porte le même nom. Cette dissection a été faite en creusant les couches optiques tout le long du nerf, et du *tractus* optique lui-même. La troisième et la quatrième figures sont celles qui expriment les coupes creusées le plus profondément. Jusqu'ici on s'étoit contenté de dire que les nerfs de la seconde paire naissoient des tubercules quadrijumeaux et des couches optiques. Je crois être parvenu à montrer comment ces couches contribuent à leur formation.

## FIGURE II.

1, 1, nerfs optiques coupés à-peu-près à leur entrée dans l'orbite.

2, jonction de ces nerfs.

3, 4, 5, *tractus* optique qui s'amincit à mesure qu'il se porte plus en arrière. C'est le long de ce trajet que la couche optique a été creusée pour faire voir les racines du nerf dont il s'agit.

12, 12, 13, filets blancs qui, de l'intérieur de la couche optique, s'étendent en se contournant vers le *tractus* optique, lequel grossit à mesure qu'il les reçoit.

5, 6, 7, extrémité postérieure et inférieure de la bandelette striée ou *tœnia semi circularis*.

14, 14, portion blanchâtre et extérieure des couches optiques vues en arrière.

9, commissure molle des couches optiques.

11, commissure antérieure.

10, 10, les deux piliers ou colonnes du triangle médullaire, vus par devant.

8, 8, ces deux mêmes piliers ou colonnes, vus par derrière.

## FIGURE III.

L'explication des chiffres est la même que dans la figure II.

*i*, fibres transversales du corps calleux.

*h*, filamens que l'on a comparés à une lyre entre les piliers postérieurs de la voûte 8, 8.

*a*, *b*, *c*, *d*, *e*, *f*, *g*, excavation de la couche optique faite le long du *tractus* qui porte le même nom 5, 4, 15. En *c*, les fibrilles blanches suivent une direction opposée à celle des fibrilles que l'on voit en *b*. La plupart se réunissent en *a*, comme dans un centre commun. En *g*, *f*, *d*, on voit des fibres brisées dont la direction est différente.

## FIGURE IV.

L'explication des chiffres et des lettres est la même que dans les figures précédentes. Ici l'excavation faite le long du *tractus* optique 5, 4, 15, est plus considérable que dans les figures 2 et 5. On voit également les fibrilles médullaires *b*, *c*, dont la direction est opposée, se réunir vers le point *a*.

J'ai présenté ces observations sur l'origine intime des nerfs optiques à l'Académie Royale des Sciences en 1781. ( Voyez les trois Mémoires que j'ai publiés dans le volume de la même année sur l'Anatomie du cerveau, planche III, fig. 3, 4 et 5, page 611 ). Il n'y a qu'un petit nombre de nerfs dont il soit possible de suivre ainsi la substance médullaire jusque dans l'intérieur de cet organe.

## FIGURES V et VI.

Après avoir fait connoître dans plusieurs dessins la disposition et la forme extérieure des grands hypocampes ou cornes d'Ammon dans leur entier, j'ai pensé qu'il falloit en développer la structure intérieure par différentes sections. Les figures 5 et 6 de cette planche représentent une coupe faite longitudinalement et de haut en bas le long du grand hypocampe du côté droit. La figure 5 offre la moitié externe, et la figure 6 la moitié interne de cette production.

## FIGURE V.

1, extrémité postérieure qui est aussi la plus élevée et la moins volumineuse.

2, extrémité inférieure et antérieure : elle est aussi la plus large.

5, bord supérieur.

4, bord inférieur.

14, 14, 14, portion des circonvolutions cérébrales voisines.

5, 5, 5, substance médullaire qui forme l'écorce du grand hypocampe du côté du bord supérieur.

*h*, 6, 8, 8, deux *tractus* blancs qui suivent longitudinalement la direction du grand hypocampe dans l'intérieur duquel ils sont placés. Ils se recourbent vers le bas en 15, 15; ils sont plus minces vers la petite extrémité de l'hypocampe; ils s'élargissent vers la grosse extrémité, et c'est dans cette région et entre ces deux *tractus* que se trouve une petite excavation marquée 9 dans les figures 5 et 6, qui se correspondent. Cette excavation s'ouvre au-dessous de l'élargissement du grand hypocampe, et elle est analogue aux cavités étroites et irrégulières que l'on voit entre les circonvolutions du cerveau.

7, 7, 7, 7, 10, 10, 10, substance grise ou corticale située entre les *tractus* ou filets médullaires 7, 7, 8, 8. Cette substance grise compose la plus grande partie des grands hypocampes. On l'aperçoit aussi vers le bord supérieur entre le filet blanc 6, 6, et la substance blanche 5, 5.

13, 13, 13, élargissement arrondi de la corne d'Ammon.

11, 11, substance blanche située vers le fond inférieur.

11, 22, circonvolutions cérébrales voisines.

### FIGURE VI.

Dans l'explication de cette figure, qui représente la moitié interne du grand hypocampe, les chiffres sont distribués sur toutes les parties correspondantes de manière que leur usage est le même que dans la figure précédente. L'explication doit aussi être la même.

### FIGURES VII, VIII, IX, X.

Ces dessins ont pour objet de représenter des coupes faites verticalement de droite à gauche le long du grand hypocampe. La section que présente la figure 7 a été faite très-près de l'origine de cette production, en arrière, où elle est le plus étroite. La figure 10 montre cette production coupée vers son extrémité inférieure dans l'élargissement même du grand hypocampe. Les coupes des figures 8 et 9 ont été faites dans l'espace intermédiaire, celle de la figure 8 plus près de la petite extrémité, et celle de la figure 9 plus près de l'élargissement ou grosse extrémité de cette production. Les chiffres distribués sur ces quatre figures sont à-peu-près les mêmes, et ils se correspondent.

### FIGURE VII.

1, bord supérieur.

2, bord inférieur.

3, bord interne.

4, bord externe.

5, coupe verticale de la bandelette de l'hypocampe, *tænia hypocampi*, ou CORPS BORDÉ, *corpus fimbriatum*. On sait que cette bandelette est placée le long du grand hypocampe.

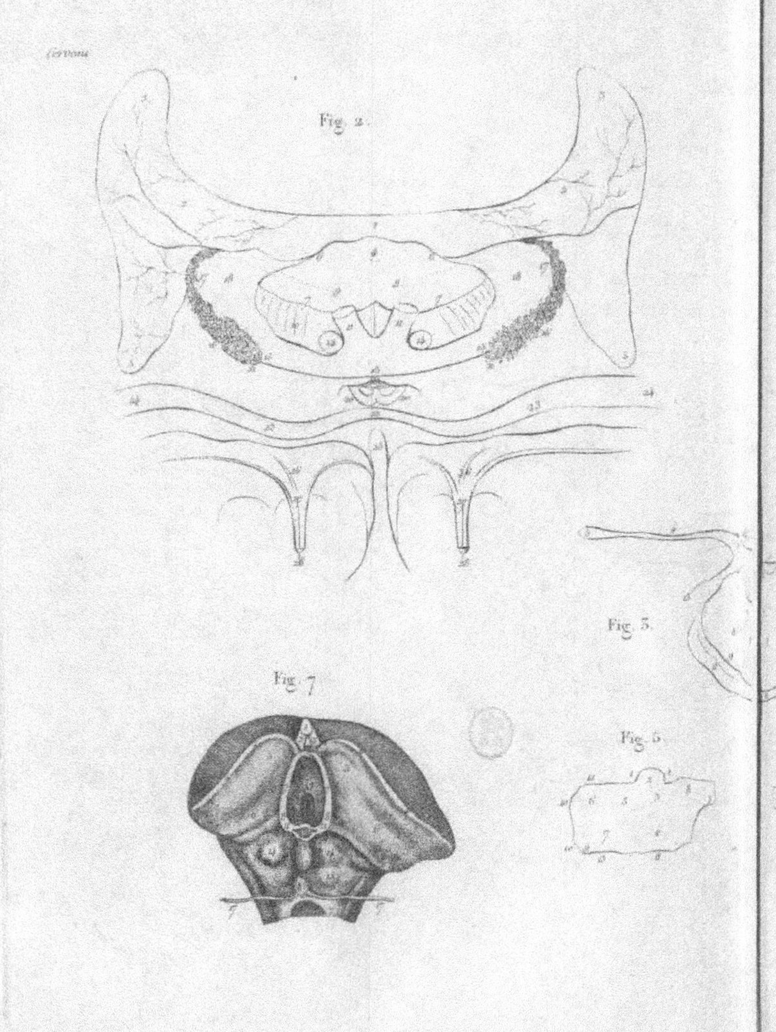



Fig. 2.

Fig. 3.

Fig. 7.

Fig. 5.

Fig. 6.

Fig. 1.

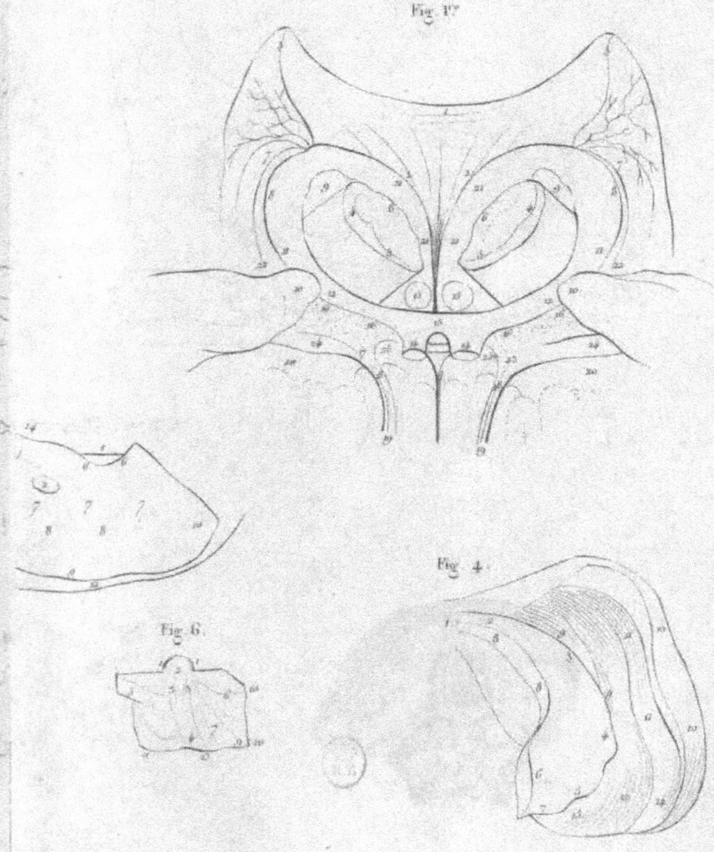

Fig. 4.

Fig. 6.

6, portion du bord godronné du grand hypocampe. Ce bord est de substance grise ou corticale.

7, 7, 8, 8, 9, 10, 11 , *tractus* ou filet blanc qui forme l'écorce du grand hypocampe, et qui se contourne dans son intérieur en manière de spirale, 9, 10, 11. Il en résulte une espèce de crochet, en 9, 10.

12, 12, substance corticale qui compose la plus grande partie de cette production.

13, 13, substance blanche ou médullaire des circonvolutions voisines.

14, 14, substance corticale de ces mêmes circonvolutions.

Il est facile de comprendre comment les mêmes *tractus* ou filets blancs que l'on voit dans les figures 5 et 6, en 6, 6, 8, 8, coupés verticalement de droite à gauche, forment les spires médullaires marqués 7, 7, 8, 8, 9, 10, dans les figures 7, 8 et 9. Ces filets et ces spires sont des fragmens des expansions médullaires qui pénètrent la production dont il s'agit. On doit regarder la corne d'Ammon ou grand hypocampe comme une circonvolution cérébrale d'une forme particulière.

### FIGURE VIII.

L'explication des chiffres est la même que pour la figure précédente. On remarquera seulement que l'espace compris entre 6, 6, c'est-à-dire entre la bandelette striée et le bord godronné, est beaucoup plus grand que dans la figure 7. Cet espace se voit en c.

### FIGURE IX.

Ici les spires médullaires externes et internes sont beaucoup plus étendus que dans les figures précédentes, comme on peut le voir en 9, 10, et en *a b*.

### FIGURE X.

Dans cette coupe verticale de l'élargissement du grand hypocampe, on voit en 9, 9, la petite excavation désignée par les mêmes chiffres dans les figures 5 et 6.

En *a*, *b*, *d*, *f*, est la circonférence ovale et irrégulière de l'élargissement du grand hypocampe.

On trouve deux de ces figures dans le volume de l'*Académie des Sciences* pour l'année 1781, page 613. Je donne ici tous les développemens de ces recherches, dont je ne publiois alors que l'abrégé.

## PLANCHE XXIV.

Cette planche contient plusieurs détails qui n'ont pas été présentés avec assez d'étendue dans les planches précédentes. On y trouve surtout des coupes de différentes parties isolées.

## FIGURE PREMIÈRE.

On voit dans ce dessin la place qu'occupent les jambes du cerveau, les nerfs et les *tractus* optiques, la partie inférieure de la bandelette striée ou *tænia semi-circularis*, et la face inférieure du triangle médullaire ou voûte à trois piliers. Ici j'ai continué la dissection du cerveau par sa base.

1, 2, 2, face inférieure du triangle médullaire. On voit en 1 des fibres transversales qui sont des restes du corps calleux, et vers le milieu de cette face entre 2, 2, sont les petits reliefs appelés du nom de *lyre*.

3, 3, partie des prolongumens postérieurs des ventricules latéraux.

14, 14, nerfs optiques qui communiquent en 13.

12, 11, *tractus* optique.

8, 9 tubercules postérieurs des couches optiques.

21, 21, bord interne des couches optiques.

4, 5, 6, circonférence et coupe des jambes ou pédoncules du cerveau. Par la place que ces pédoncules occupent, on voit qu'ils s'étendent des couches optiques, d'où ils sortent, vers la protubérance annullaire. En 4, 5, se voit la tache noire dont j'ai parlé précédemment.

15, 15, les éminences mamillaires.

10, 10, portion des lobes moyens placés près du crochet des hypocampes, que l'on ne voit point ici.

7, 22, portion inférieure de la bandelette striée. Pour la bien connoître, il faut ouvrir l'étui de l'hypocampe en dehors et sur le côté. On aperçoit alors des lames blanches irrégulières, faisant partie du plancher supérieur de ce prolongement des ventricules latéraux, et qui sont placées à la partie externe des couches optiques. Dans ces lames, les filets blancs sont très-rapprochés les uns des autres. Ces filets s'écartent plus bas et plus en devant, où ils s'épanouissent sur la paroi interne de l'espèce de loge qui est destinée à contenir l'élargissement de la corne d'Ammon ou grand hypocampe. La terminaison de la bandelette striée se fait très-près de celle de la bandelette de l'hypocampe ou *corpus fimbriatum*; elle est seulement un peu plus élevée, et leurs substances communiquent plusieurs points.

18, 19, 19, nerfs olfactifs.

20, 20, racines longues ou externes de ces nerfs.

24, 25, 25, racines courtes et internes de ces mêmes nerfs.

23, une petite lame de substance médullaire couvre une partie de la radicule interne de ce nerf du côté droit.

16, 16, substance perforée qui se trouve entre les nerfs optiques et les racines externes et longues des nerfs olfactifs.

## FIGURE II.

On a représenté dans cette figure une coupe du cerveau vu par sa base, et préparé de manière que l'on aperçoit la commissure antérieure dans toute son étendue.

1, portion médullaire qui appartenoit au corps calleux.

2, 3, partie postérieure des ventricules latéraux.

5, 5, fragment des lobes moyens du cerveau.

16, 17, *plexus* choroïde vu dans l'étui des grands hypocampes le long du bord externe du *tractus* optique.

11, 11, nerfs optiques renversés en arrière pour montrer les piliers antérieurs de la voûte, ou triangle médullaire.

13, communication des nerfs optiques.

15, 18, *tractus* optique. En 18, sont les tubercules des couches optiques qui sont eux-mêmes recouverts par le *plexus* choroïde.

14, 14 éminences mamillaires qui sont ici beaucoup plus écartées l'une de l'autre que dans l'état naturel, à cause de la position forcée des nerfs optiques.

4, 6, 6, 7, 7, 9, 9, coupe qui, de la partie la plus élevée des tubercules quadrijumeaux, s'étend obliquement vers la jambe du cerveau.

4, coupe du conduit qui se dirige au-dessous des tubercules quadrijumeaux du troisième ventricule vers le quatrième.

7, 7, tache noire des jambes ou pédoncules du cerveau. On voit ces pédoncules en 10, 10.

19, *plexus* choroïde du troisième ventricule, dont on aperçoit ici une portion.

20, 20, colonnes ou piliers antérieurs de la voûte ou triangle médullaire.

21, 21, portion des corps striés qui se trouve entre la commissure antérieure et le *tractus* optique.

22, 23, 24, la commissure antérieure, qui en 22 est étroite et fibreuse, qui se contourne et s'élargit en 23, et encore plus en 24, où elle se confond avec la substance médullaire qui se trouve au-dessus de la corne d'Ammon.

25, commencement du sillon qui sépare en-dessous les deux lobes antérieurs du cerveau.

26, 27, nerf olfactif avec sa tige 27, et ses radicules 26, qui ne sont pas tout-à-fait conformées comme celles que j'ai fait dessiner ci-devant.

28, 28, section du nerf olfactif occupé perpendiculairement de droite à gauche. On voit que cette coupe est triangulaire, la vive arête étant placée en dessus, le long d'un sillon qui se trouve entre deux circonvolutions du cerveau.

## FIGURE III.

Le dessin montre la disposition intérieure du corps strié, et la manière dont le nerf

olfactif en sort. La coupe qu'il représente a été faite par la base du cerveau longitudinalement et perpendiculairement, suivant la direction du nerf olfactif.

1 , section du *tractus* optique.

2 , coupe de la commissure antérieure.

6 , 6 , stries dirigées obliquement, et placées derrière cette commissure.

7 , 7 , 7 , autre rangée de stries située vers le milieu du corps que nous considérons.

8 , 8 , 8 , espace blanchâtre et médullaire qui sépare les deux rangées de stries.

9 , 9 , stries supérieures et plus étendues. Le cerveau est ici vu par sa base.

10 , coupe d'une partie de la couche optique, dont la couleur est rougeâtre.

11 , 12 , portion de la cavité des ventricules latéraux qui correspond au bord supérieur
du corps strié.

5 , 4 , 5 , nerf olfactif dont on voit le maillet en 5 , et le tubercule triangulaire en 5 ;
il se confond en 14 et 15 , avec la substance médullaire dont la base des corps striés est
environnée. Cette substance pénètre dans l'intérieur de ces corps , où elle paroît sous la
forme de filamens irréguliers , entremélés de différens filets de substance grise. Telle
est une des principales origines des nerfs olfactifs.

## FIGURE IV.

On voit dans ce dessin la corne d'Ammon ou grand hypocampe du côté droit , avec
une partie de la loge ou étui qui le contient, et que j'ai ouvert sur le côté.

1 , 2 , 3 , 4 , 5 , 6 , 7 , le grand hypocampe dont on trouve l'origine en 1 , 2 , l'élargissement en 5 , 6 , 7 , et le bord convexe en 9 , 9 , 9.

13 , 8 , 8 , la bandelette de l'hypocampe, *taenia hypocampi* ou corps bordé,
*corpus fimbriatum ;* elle est située dans le bord concave ou interne de la corne
d'Ammon.

10 , 10 , 11 , 11 , 12 , 15 , 15 , 16 , étui du grand hypocampe ouvert sur le côté
en 10 , 10. La concavité de cette loge ou étui est formée dans quelques endroits de substance grise, et dans d'autres de substance blanche. Différentes plaques ou stries , composées de ces substances , sont interrompues les unes par les autres. En 14 , 15 , 16 , sont
des lames de différentes nuances. En 11 , 11 , 12 , sont des stries ou fibrilles, dont la
direction et l'entrelacement varient beaucoup dans les différens sujets. C'est pour faire
connoître la structure interne de cette loge ou étui des grands hypocampes que j'ai publié ce dessin.

## FIGURES V et VI.

Coupe perpendiculaire et longitudinale d'une des éminences mamillaires. Chacune de
ces deux figures offre une des parties symétriques qui résultent de cette section.

1 , 1 , 12 , bord qui répond à la base du cerveau.

10, 10, extrémité postérieure.

11, 15, portion de la coupe qui répond à la partie supérieure du cerveau.

5, section du nerf optique.

1, 1, arrondissement de l'éminence mamillaire dont l'écorce est formée de substance blanche.

2, centre de l'éminence mamillaire, qui est formé de substance grise.

4, tige blanche qui se continue avec la substance de même nature dont est composée l'écorce de cette éminence.

3, 3, 6, 7, 8, 9, divers compartimens de substance blanche et grise qui se voient dans cette coupe.

## FIGURE VII.

Cette figure, destinée à faire voir les petits calculs de la glande pinéale, est tirée d'une dissertation de M. Soemmerring, intitulée *Dissertatio inauguralis anatomica de decussatione nervorum opticorum*; *Moguntiæ*, 1786, fig. 2.

En traitant de l'Anatomie du cerveau dans les *Mémoires de l'Académie royale des Sciences*, année 1781, page 552, j'ai dit que le plus souvent les petites pierres ou concrétions de la glande pinéale se trouvoient à la partie antérieure, c'est-à-dire à la base de cet organe, qui est dirigée en devant. M. Soemmerring, anatomiste très-habile, a fait des observations analogues aux miennes, et même plus étendues, parce qu'il s'est spécialement occupé de cette recherche. Voyez *Dissertatio inauguralis anatomica de lapillis vel prope vel intra glandulam pinealem sitisitis, sive de acervulo cerebri, etc.*, *præside D. S. E. Soemmerring*; *Moguntiæ*, 1785. Le dessin dans lequel cet habile anatomiste a montré ces petits calculs étant très-exact, j'ai cru devoir l'adopter et le placer ici. Le cerveau est vu en dessus.

1, 2, 2, colonnes antérieures du triangle médullaire ou voûte à trois piliers.

3, commissure antérieure.

4, 4, bandelette striée ou *træula semi-circularis*.

6, 6, les couches optiques.

5, 5, les tubercules antérieurs de ces couches.

14, 14, les tubercules quadrijumeaux supérieurs.

15, 15, les tubercules quadrijumeaux inférieurs.

16, lame médullaire appelée improprement du nom de *valvule de Vieussens*.

17, 17, nerfs de la quatrième paire ou pathétiques.

9, 9, bords internes des couches optiques qui forment le troisième ventricule.

7, 8, 8, pédoncules de la glande pinéale.

12, 13, la glande pinéale.

11, élargissement des pédoncules de cette glande, qui adhèrent à sa base en 12, et qui forment souvent dans cette région une sorte de petit entonnoir dans lequel, ou près duquel est placé un amas de petits calculs 10, 12. Cet assemblage de petites pierres a été appelé par M. Soemmerring du nom d'*acervulus cerebri*. Il pense qu'elles ne se trouvent dans les cerveaux humains qu'après la quinzième année.

Les petits calculs de la glande pinéale sont distribués de trois manières différentes; 1°. ils sont réunis et groupés de sorte à former l'*acervulus* de M. Soemmerring, à la base de la glande pinéale près de la commissure postérieure, et sous le *plexus* choroïde; 2°. on les voit quelquefois répandus vers les côtés de la glande pinéale, où ils forment de petits amas particuliers; 3°. souvent aussi ils sont irrégulièrement semés dans la substance de la glande elle-même.

M. Soemmerring a trouvé ces concrétions dans le cerveau de deux nègres qu'il a disséqués. Voyez les observations XVI et XX dans la dissertation citée ci-dessus. Ayant toujours rencontré ces petits calculs dans les cerveaux des hommes âgés de plus de quinze ans, cet habile Anatomiste a conclu qu'on ne doit pas les regarder comme étant l'effet d'aucune maladie du cerveau. J'avois dit la même chose dans les *Mémoires de l'Académie royale des Sciences*, année 1781, page 553. Licutaud, Meckel et M. Walter sont du même avis.

## PLANCHE XXV.

Après avoir représenté le cerveau de l'homme, dans les planches précédentes, j'ai destiné celles qui suivent à la description du cervelet. J'ai communiqué en 1781 à l'Académie royale des sciences une partie de ce travail, volume de l'Académie royale des sciences, 1781, pag. 516; et j'y ai fait voir que la structure de ce viscère étoit une de celles que les Anatomistes avoient le plus négligés. Je publierai tout ce que les circonstances ne me permirent pas alors de faire paroître, et j'espère que l'on y trouvera un grand nombre d'objets que nul Anatomiste n'a fait dessiner avant moi. Je commence, comme dans l'histoire du cerveau, par la face supérieure, me proposant de faire voir ensuite la face inférieure et l'intérieur de cet organe.

### FIGURE PREMIÈRE.

Cette figure représente la face supérieure du cervelet, c'est-à-dire celle qui est couverte par le *tentorium cerebelli*. Je dois faire remarquer ici que le cervelet, tiré du corps d'un homme de vingt-huit ans, étoit un des mieux conformés que j'aie jamais vus.

22, 25, 22, 23, bord antérieur.

13, 24, 13, 24, bord postérieur.

2, 2, portion des jambes du cervelet.

Fig. 1.re

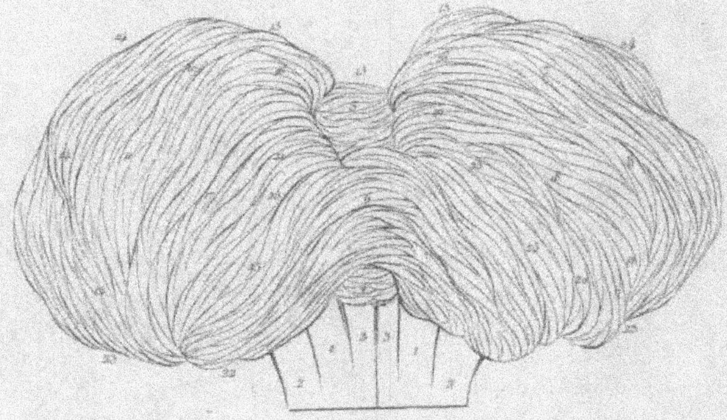

Fig. 3.

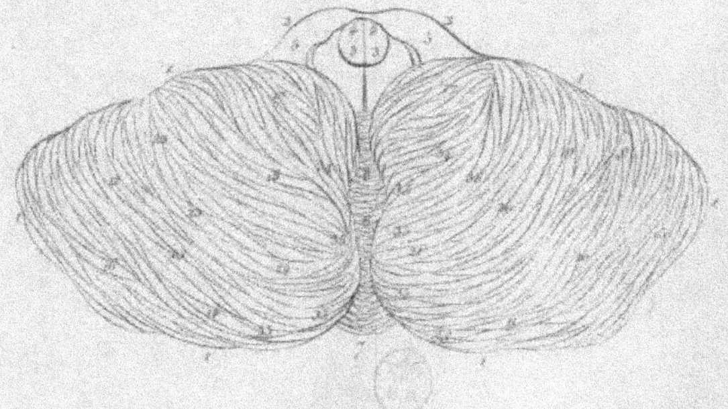

Fig. 2

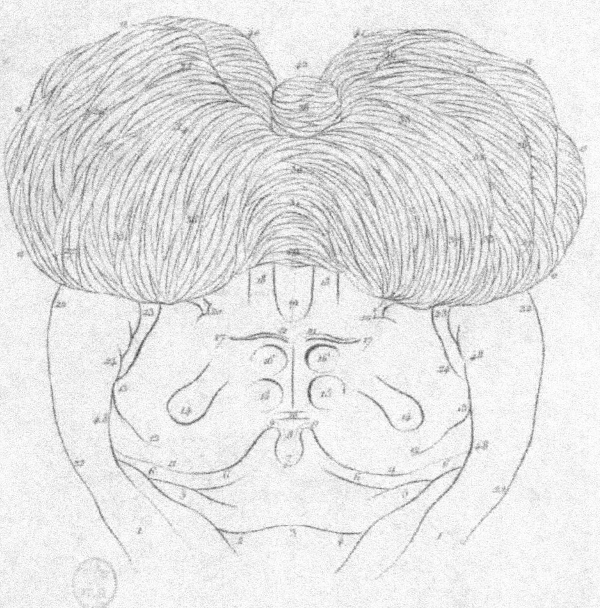

1, 1, colonnes ou pédoncules de la lame médullaire moyenne du cerveau appelée *valvule de Vieussens*.

3, 3, partie inférieure de la lame médullaire précédente ou valvule du cerveau, *velum interjectum Halleri*. La partie supérieure et cintrée de cette valvule ne se voit point ici.

4, 6, 5, le *processus vermiforme*, ou ver supérieur du cervelet, *vermis superior*. On en voit la tête ou la région antérieure au 4, la partie moyenne en 6, la partie ou la région postérieure en 5.

13, 13, extrémité arrondie et postérieure du cervelet qui fait là une saillie.

23, 25, 19, 18, 20, 21, 17, 26, 10, 11, 12, 7, 8, 9, sillons placés entre les circonvolutions du cervelet. Ces sillons ne sont point parallèles comme presque tous les Anatomistes les ont représentés. Ils se coupent en différens points à angles aigus. En 23, 25, 19, 28, 20, 21, 17, 26, ils sont peu marqués. En 7, 8, 9, et en 10, 11, 12, ils le sont beaucoup plus. On trouve toujours dans cette région une légère sinuosité que j'ai appelée le *sillon supérieur du cervelet*.

22, 22, le lobule supérieur et interne du cervelet.

23, 23, le lobule supérieur et externe du cervelet. En 22, 27, les circonvolutions forment comme de petits paquets séparés. Au reste, ce que l'on appelle ici du nom de *circonvolutions*, porteroit avec beaucoup plus de raison celui de *segmens* du cervelet.

15, l'échancrure perpendiculaire moyenne sépare les lobes en arrière, *incavatura perpendicolare commune* de M. Malacarne.

## FIGURE II.

Cette figure est du nombre de celles que j'ai présentées à l'Académie des Sciences en 1781. Elle montre la partie postérieure des couches optiques, les tubercules quadrijumeaux, la glande pinéale, la lame médullaire moyenne du cervelet ou valvule de Vieussens, la face supérieure du cervelet avec les circonvolutions moyennes, profondes et antérieures de ce viscère. Pour en avoir une bonne idée, on doit faire attention aux observations suivantes; que l'on imagine le cerveau dégagé de ses adhérences, et vu par sa base qui est supposée en dessus. J'ai enlevé les lobes postérieurs du cerveau; ensuite j'ai relevé le cervelet et je l'ai porté obliquement en devant, de manière à montrer sa face supérieure; dans cette supposition, on aperçoit le fond de l'excavation où est l'extrémité inférieure de la lame médullaire moyenne, ou valvule de Vieussens, et, sur les côtés de cette masse, on voit de chaque côté l'étui de la corne d'Ammon. Ainsi le cervelet se présente obliquement en dessus et en arrière, et la glande pinéale doit être hors de sa place, le cerveau étant en partie renversé. Les détails de cette figure font suite à ceux de la planche XIV. Il faut comparer ces deux dessins; ils diffèrent surtout en ce que dans la planche XIV l'on ne voit point de cervelet, et en ce que dans cette même planche les étuis des hypocampes ne sont point assez écartés pour faire voir dans leur entier les tubercules postérieurs des couches optiques.

Je dois avertir ceux qui voudront recueillir tout ce qui est relatif au cervelet dans les figures précédentes, de consulter la planche VI, figure I, où sont représentées les artères du cervelet, et où l'on voit le quatrième ventricule; la planche XI, où se trouve la face supérieure du cervelet; la planche XII, où j'ai représenté le centre médullaire du cervelet avec une partie du *vermis superior* et avec la valvule de Vieussens; les planches XIV et XV, où l'on remarque la face inférieure de ce même viscère; la planche XVI, où sont représentés les vaisseaux de la face inférieure du cervelet, comme on voit ceux de la face supérieure dans la planche XI; les planches XIX et XX, où le cervelet est vu, soit entier, soit coupé horizontalement dans sa face inférieure; et la planche XXII, où la figure I représente une coupe du cervelet, faite de devant en arrière, avec les ramifications de l'arbre de vie. Je n'ai pu m'empêcher, pour faire connoître les relations des différentes parties du cerveau avec celles du cervelet, de les représenter ensemble dans les planches que je viens d'indiquer. L'on consultera encore la planche XVII, que l'on examinera conjointement avec la planche XIV : on distinguera dans l'une et dans l'autre les hypocampes et leurs étuis.

29, 51, circonvolutions moyennes antérieures et profondes du cerveau qui, en 29, se terminent sur la lame médullaire moyenne, ou valvule de Vieussens, et la recouvrent dans l'état naturel; ici on a forcé, et on les a repoussées pour les éloigner de la lame médullaire.

5o, place occupée par le *vermis superior* dont la forme est altérée par le tiraillement que les circonvolutions antérieures et moyennes ont éprouvé.

28, partie postérieure du *vermis superior* qui est renflé dans cet endroit.

42, échancrure perpendiculaire postérieure et moyenne.

41, 41, saillie que font les lobes postérieurs du cervelet.

a, a, a, a, a, a, bords demi-circulaires et latéraux du cervelet.

59, 24, 26, 27, sillon supérieur du cervelet. Il est placé dans la face supérieure près du bord demi-circulaire et latéral. Lorsqu'on écarte les circonvolutions ou segmens qui, par leur rapprochement, forment ce sillon, on voit que l'intervalle qui les sépare est très-profond.

54, 35, 36, 37, 38, 32, 33, circonvolutions ou segmens de la face supérieure du cervelet qui ne sont point parallèles, et qui se coupent en plusieurs points, comme on le voit en 25, 26, 27, 37, et dans plusieurs parties des autres sillons.

19, portion cintrée de la lame médullaire moyenne du cervelet appelée *valvule de Vieussens*. On y remarque des feuillets très-superficiels et horizontaux de substance corticale. Souvent un petit trait longitudinal les coupe en manière de raphé dans leur milieu. Au-dessus de cette portion cintrée de la valvule se trouve la portion 3, 3, figure première de cette même planche. Cette portion est purement médullaire sans filets horizontaux de substance corticale, et elle est cachée par la portion antérieure et moyenne 29 et 31 du cervelet. Quelquefois les filets horizontaux manquent tout-à-fait, même dans la partie la plus élevée de cette valvule.

18, 18, colonnes, piliers, ou pédoncules de la lame médullaire moyenne ou valvule de Vieussens.

20, 20, filets ou petits reliefs longitudinaux et irréguliers placés sur les côtés de la valvule de Vieussens.

17, 17, quatrième paire des nerfs dont on voit l'origine par plusieurs filets, presque parallèles en 21, 21, au-dessous des tubercules quadrijumeaux inférieurs.

16, 16, tubercules quadrijumeaux inférieurs ou *testes*.

15, 15, tubercules quadrijumeaux supérieurs ou *nates*.

12, 13, 12, 13, deux tubercules superficiels joints entre eux, et qui se trouvent à la partie postérieure et un peu latérale des couches optiques.

14, 14, tubercules dont l'étendue et la saillie ne sont point constantes, et qui sont placés entre les tubercules quadrijumeaux, et les éminences susdites 12, 13.

11, 11, gros tubercules arrondis ou région postérieure des couches optiques.

7, glande pinéale.

10, commissure postérieure, au-dessus de laquelle sont de petits filets médullaires horizontaux, que l'on trouve constamment entre la commissure et la glande pinéale.

9, 9, filets blancs très-déliés qui pénètrent dans la glande.

6, 6, 6, 6, corps bordé, *corpus fimbriatum*, ou bandelette de l'hypocampe, *tœnia hypocampi*.

2, 3, 4, portion du corps calleux.

5, 5, origine des grands hypocampes ou cornes d'Ammon.

1, 22, 22, 23, 24, étuis des cornes d'Ammon vus dans leur entier. En les ouvrant, on aperçoit les cornes d'Ammon qui y sont renfermées. En 1, 1, la largeur de l'étui diminue. En 22, 22, il s'élargit. En 23, 23, est le crochet de cet étui. L'élargissement des cornes d'Ammon répond à l'espace marqué 22, 22, 23.

48, 48, 48, 24, bord interne de l'étui de la corne d'Ammon. C'est en le soulevant que l'on entre dans les prolongemens inférieurs des ventricules latéraux, sans blesser en aucune manière les substances médullaire et corticale du cerveau.

Le crochet de l'étui, 23, 24, se voit dans la base du cerveau des deux côtés des jambes de ce viscère.

## FIGURE III.

Cette figure représente la face inférieure du cervelet, qui est ici détaché du cerveau, la moëlle de l'épine ayant été coupée très-bas, en 3, 3, 4, 4, 2, 2, 5, 5.

2, 2, 5, 5, partie de la protubérance annulaire.

1, 1, 1, 1, circonférence du cervelet.

9, 10, 11, 12, 13, 14, sillon inférieur du cervelet, correspondant au sillon supérieur du même viscère, marqué 7, 8, 9, fig. 1, et 26, 27, fig. 2 de cette planche.

18, 19, 20, 21, 22, 23, 24, autres sillons moins marqués, moins étendus et moins profonds, qui se coupent en divers points à angle aigu.

Le sillon inférieur du cervelet divise ce viscère en deux parties inégales dont l'une est marquée 15 et 16, et l'autre 10, 22, 24, et 38, 21, 19.

17, 17, éminences placées près du nerf vague. Leurs limites sont marquées en 54, 54. En 8, ces lobules sont rapprochés.

56, 56, arrondissement qui, dans l'état naturel, est voisin de la moelle alongée.

55, 55, 55, 55, bords inférieurs et internes des lobes du cervelet. C'est entre ces bords qu'est une excavation longitudinale, moyenne et inférieure, appelée par quelques auteurs *cellecula* seu *valetta*, où est situé le *vermis inferior* 6, 7.

Presque toute la portion du cervelet que l'on voit ici est arrondie et forme la face occipitale de ce viscère.

## PLANCHE XXVI.

### FIGURE PREMIÈRE.

On voit dans ce dessin une coupe à peu près horizontale de la protubérance annulaire et du cervelet du côté de sa face supérieure. J'ai voulu montrer comment dans les différens segmens, ou lames du cervelet, les substances blanches et grises se comportent entre elles, quels sont leurs rapports et leurs mélanges. Cette coupe est peu profonde.

1, 2, 1, 2, section de la protubérance annulaire, dont on voit le raphé en 3, 3.

4, 4, portion des jambes du cervelet.

23, 24, 25, 23, 24, 25, circonférence du cervelet.

6, 7, 6, 7, segmens du cervelet qui n'ont point été compris dans la coupe, non plus que ceux que l'on voit en arrière en 22, 22.

11, échancrure perpendiculaire postérieure du cervelet.

13, 14, 13, 14, région qui répond au sillon supérieur du cervelet.

5, 8, 9, 10, coupe du *vermis superior*. On se rappellera que dans cette production les segmens sont très-rapprochés les uns des autres, c'est ce que l'on voit en 8, 9.

15, 16, 17, 18, 19, 20, 21, divers mélanges de substance grise et blanche qui résultent de la coupe des segmens du cervelet.

Toute la surface de ce viscère est couverte de segmens, qui s'élèvent presque perpendiculairement, et qui s'étendent en travers d'un côté à l'autre. Ces lames ou segmens sont de petites bandes minces légèrement concaves d'un côté et convexes de l'autre.

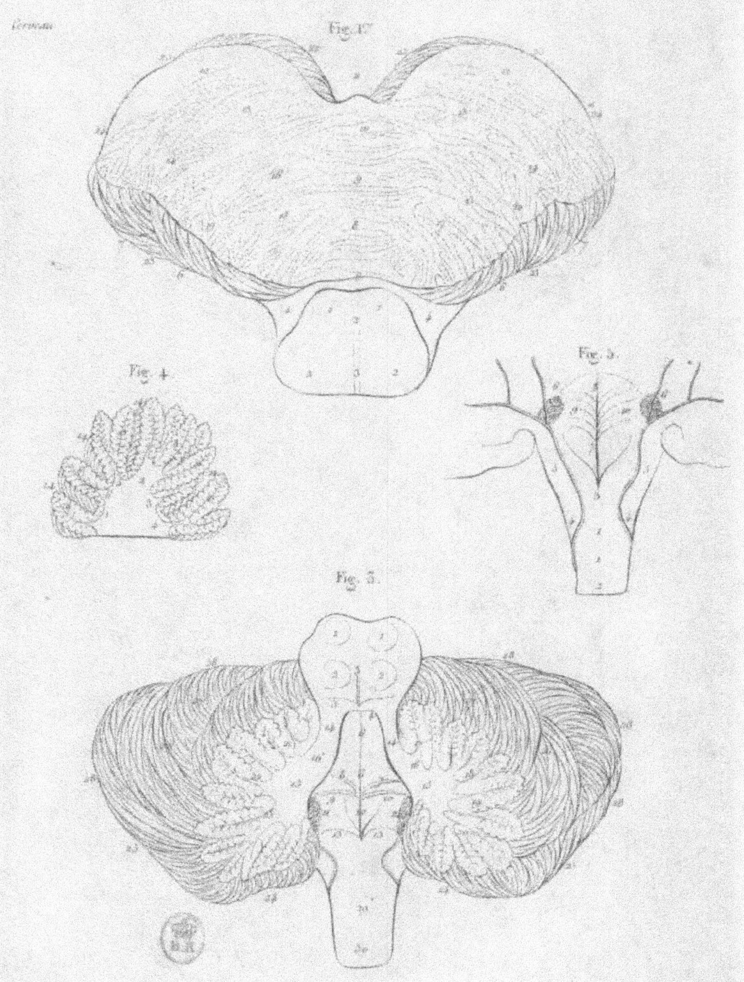
Cerveau
Fig. 1.
Fig. 4.
Fig. 3.
Fig. 5.

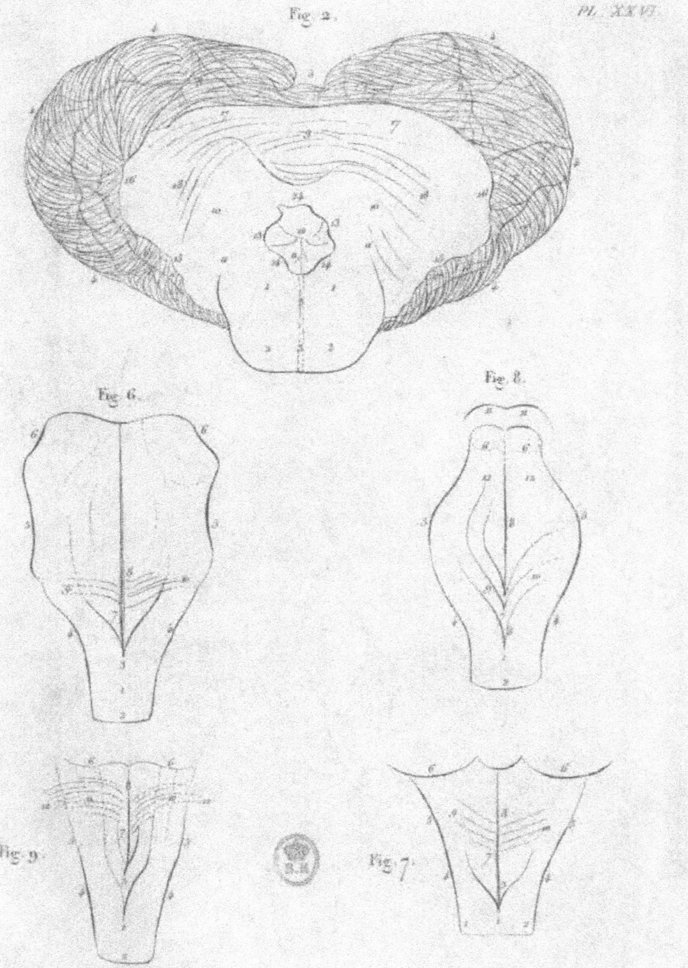


Fig. 2.
Pl. XXVI.
Fig. 6.
Fig. 8.
Fig. 9.
Fig. 7.

Un de leurs bords est libre. Elles sont recouvertes de substance cendrée, dont l'épaisseur varie. Des sillons plus ou moins étendus les séparent. Quelques lames plus étroites sont cachées dans le sillon même, et ne s'étendent point jusqu'à la surface. On comprend sans peine comment le scalpel ayant coupé toutes ces lames, il en résulte des stries, telles que celles que l'on voit ici. La plupart se dirigent de droite à gauche, comme de 15 à 16. En général elles sont convexes en arrière et concaves en devant, comme on le remarque en 19, 16, 10, 15 et 20.

En 12, 12, l'espace blanc est plus étendu; c'est que dans cette région la coupe a été faite un peu plus obliquement qu'ailleurs.

### FIGURE II.

On voit encore ici une coupe faite dans la partie supérieure du cervelet. Elle est plus profonde que la précédente, et je l'ai faite obliquement de haut en bas et de devant en arrière. On y remarque la protubérance annulaire, le quatrième ventricule ouvert, et l'on y voit la manière dont les pédoncules de la valvule de Vieussens se confondent avec la substance blanche du cervelet.

1, 2, 1, 2, coupe oblique de la protubérance annulaire. On y aperçoit des stries transversales où se mêlent les substances grise et blanche, et le raphé en 3, 3.

15, 15, 14, 14, ouverture irrégulière faite par le scalpel au quatrième ventricule. C'est la lame médullaire, *velum medullare*, ou valvule de Vieussens, qui remplit cet espace. Cette expansion manque en 11, 12.

1, a, 10, 1, a, 10, coupe des pédoncules de la lame médullaire. Ils sont formés de substance blanche, et l'on voit ici comment ils se confondent avec celle du cervelet. En enlevant une couche peu épaisse en 10, 10, on trouveroit le corps festonné auquel correspond l'extrémité postérieure des pédoncules de la lame médullaire.

10, 24, 10, portion du centre médullaire du cervelet.

24, 9, coupe du *vermis superior*.

15, 16, 17, 18, coupe des autres segmens du cervelet. En 6, 7, 8, 19, 19, les segmens n'ont point été entamés.

En 3, 4, 4, 1, 1, 4, se voient les bords du cervelet, et en 5, l'échancrure perpendiculaire et postérieure.

### FIGURE III.

Ce dessin présente plus d'objets que les précédens. On y voit les tubercules quadrijumeaux, une partie de la face supérieure du cervelet, les ramifications appelées arbre de vie, et le quatrième ventricule ou ventricule du cervelet ouvert.

28, 28, 28, 28, bord du cervelet.

29 et 30, moelle allongée et le commencement de la moelle épinière.

1, 1, tubercules quadrijumeaux supérieurs.

1, 2, tubercules quadrijumeaux inférieurs.

14, 16, 14, 16, pédoncules de la lame médullaire. Ils sont ici tout-à-fait séparés l'un de l'autre : la lame médullaire, qui les réunit dans l'état naturel, est ici détruite dans l'intention de faire voir la cavité du ventricule du cervelet.

4, bandelette blanche horizontale, que l'on peut regarder comme le principe de la lame médullaire, et qui se porte transversalement d'un de ces pédoncules vers l'autre.

5, filet de substance blanche qui, de l'intervalle par lequel sont séparés les tubercules quadrijumeaux inférieurs, tombe perpendiculairement sur la bandelette marquée 4.

5, filet blanc qui s'élève obliquement entre les deux précédens. Son existence n'est point constante.

15, 16, 15, 16, épaisseur de substance médullaire d'où s'élèvent les segmens de substance blanche qui, recouverts par la substance médullaire, et diversement ramifiés, composent ce que l'on appelle *l'arbre de vie*. On en voit les tiges et les rameaux en 17, 18, 19 et 20. Ici le cervelet a été coupé perpendiculairement de haut en bas et de devant en arrière.

6, 6, 7, 9, 12, 13, 13, étendue du quatrième ventricule, ou ventricule du cervelet. Cette cavité est appelée du nom de rhomboïdale, par M. Malacarne.

Je distingue dans ce ventricule quatre parois dont la supérieure, qui n'existe point ici, est composée par la lame médullaire, et par une partie des *processus vermiformes*, l'inférieure par la face postérieure de la moelle alongée, les latérales par les jambes du cervelet, par les colonnes de la lame médullaire, et par les pédoncules de la moelle alongée. Dans cette région, la cavité du ventricule du cervelet n'est séparée de la base du crâne que par les feuillets très étendus de la membrane arachnoïde. En introduisant de l'air dans ce ventricule, on le fait passer sans peine dans tous les autres. Le plancher inférieur est recouvert d'un enduit très-mince et demi-transparent de substance corticale très-molle. C'est vers le bec du *calamus scriptorius* qu'elle est le plus épaisse.

6, 6, 12, sillon très-peu profond qui se dirige de devant en arrière dans le milieu de ce ventricule, et auquel on a donné le nom *de calamus scriptorius*, ou plume à écrire. Il se continue en haut avec l'aqueduc de Sylvius sous les tubercules quadrijumeaux ; et en bas il se termine par un angle aigu, que l'on appelle *le bec en* 12. Tous ces noms sont barbares ; celui de sillon du ventricule du cervelet ne pourroit-il pas être substitué au nom de *calamus scriptorius*, et celui de canal des tubercules quadrijumeaux, au nom d'aqueduc de Sylvius?

7, 8, 9, 10, filets de substance blanche qui s'élèvent en formant une ligne plus ou moins courbe du sillon du cervelet, et qui se dirigent en dehors vers les pédoncules de la moelle alongée. Le nombre et la direction de ces filets varient beaucoup, comme l'inspection des figures 5, 6, 7, 8, 9, le prouvera. Dans plusieurs sujets, on remarque trois de ces filets de chaque côté. Quelquefois il y en a trois à droite et deux à gauche ; comme M. Malacarne l'a vu. L'enduit de substance corticale dont j'ai parlé les recouvre ; on les voit au travers, et la plupart contribuent par leurs extrémités à la formation du nerf auditif dont les radicules s'implantent en partie dans la substance blanche qui forme la paroi inférieure du quatrième ventricule.

13, 13, limites inférieures du ventricule du cervelet.

11, 11, portion du *plexus* choroïde de ce ventricule.

24, 25, 26, 27, segmens et sillons de la face supérieure du cervelet,

## [FIGURE IV.

Ce dessin offre une portion du cervelet prise dans une des régions latérales et moyennes de cet organe. Les lames y sont développées de manière à en montrer la structure.

1, centre médullaire d'où naissent les lames ou segmens. Quelques-uns ont donné à ces centres de substance blanche le nom de noyaux du cervelet.

En 2, 3, 4, 5, 6, 7, sont les tiges médullaires principales ; en 8, 9, 10, 11, 12, 13, sont leurs ramifications.

De ces tiges, les unes sont simples, comme 3, 6, 7 ; les autres sont doubles, comme on le voit en 13.

En 14, 14, 14, 14, 14, sont les sillons beaucoup plus écartés que dans l'état naturel où ils se voient à peine.

La petite lame marquée 8, étant plus courte que celle qui est marquée 9, et 10, elle reste cachée dans le sillon, et ne se montre point à l'extérieur.

## FIGURES V, VI, VII, VIII et IX.

Ces différens dessins montrent le ventricule du cervelet avec son sillon longitudinal, appelé improprement *calamus scriptorius*, et les filets médullaires qui en naissent. C'est pour donner une idée convenable des variétés très nombreuses de ces filets, ainsi que de celles du ventricule lui-même, que j'ai publié ces cinq figures, dans lesquelles les chiffres sont les mêmes, afin de les rendre plus comparables entre elles.

1, 2, moëlle alongée, et commencement de la moëlle épinière.

4, 5, bords externes de la moëlle alongée où se trouvent les pédoncules de cette moëlle.

6, 6, extrémité supérieure de la moëlle alongée qui a été coupée dans cette région.

5, 7, 8, *calamus scriptorius*, ou sillon du ventricule du cervelet, dont l'extrémité en bec se voit en 5.

9, 10, filets médullaires dont le nombre, la direction et l'étendue varient beaucoup, comme on s'en convaincra en les comparant soi-même les uns avec les autres dans les différentes figures que l'on voit ici. Dans les figures 5 et 8, les filets blancs montent en devant ; dans la figure 7, ils font avec le sillon du quatrième ventricule un angle moins aigu ; dans les figures 6 et 9, leur direction est presque transversale.

Dans la figure 5, on voit en 6, 6, une portion du *plexus* choroïde du cervelet ; dans la figure 8, en 11, 11, sont les tubercules quadrijumeaux supérieurs, et en 6, 6, se voient les tubercules quadrijumeaux inférieurs au-dessous desquels est la quatrième paire des nerfs en 12, 12 ; enfin dans la figure 9, en 11, 12, sont les prolongemens des filets blancs du quatrième ventricule.

## PLANCHE XXVII.

Cette planche présente la suite du développement des différentes parties du cervelet.

### FIGURE PREMIÈRE.

Elle montre une coupe du cervelet qui s'étend depuis les tubercules quadrijumeaux inférieurs jusqu'à la moelle alongée. La direction de cette coupe forme un plan doucement incliné de devant en arrière et de haut en bas. On y remarque le quatrième ventricule avec le *plexus* choroïde qui lui est particulier, et le centre médullaire du cervelet environné des ramifications produites par le mélange des deux substances qui le composent.

1 , 1 , tubercules quadrijumeaux supérieurs, ou *nates*.

2 , 2 , tubercules quadrijumeaux inférieurs, ou *testes*.

3 , *tractus* de substance blanche, dont la direction est transversale , et avec lequel se continue la lame médullaire appelée par quelques-uns du nom de *valvule de Vieussens*. Ici cette lame est détruite , ce qui fait que le quatrième ventricule est ouvert.

4, 5, 5, 5 , petites colonnes médullaires qui sont placées sur les côtés du quatrième ventricule , et qui supérieurement se dirigent vers les tubercules quadrijumeaux inférieurs. Haller les appelle *processus à cerebello ad testes*. Je les ai désignées sous le nom de colonnes ou pédoncules de la lame médullaire du cervelet, c'est-à-dire de la valvule de Vieussens, ou *velum interjectum Halleri*.

6 , 6 , plancher inférieur et oblique du quatrième ventricule, ou cervelet, nom donné par les anciens à cette cavité, et que j'ai adopté. Ce plancher est recouvert d'une lame très-mince, et transparente de substance pulpeuse et grise.

7 , sillon longitudinal, et moyen du ventricule du cervelet ; ce sillon est connu sous le nom de *calamus scriptorius*.

11 , lame de la pie-mère qui couvre une partie du ventricule du cervelet. Les vais-

Fig. 3

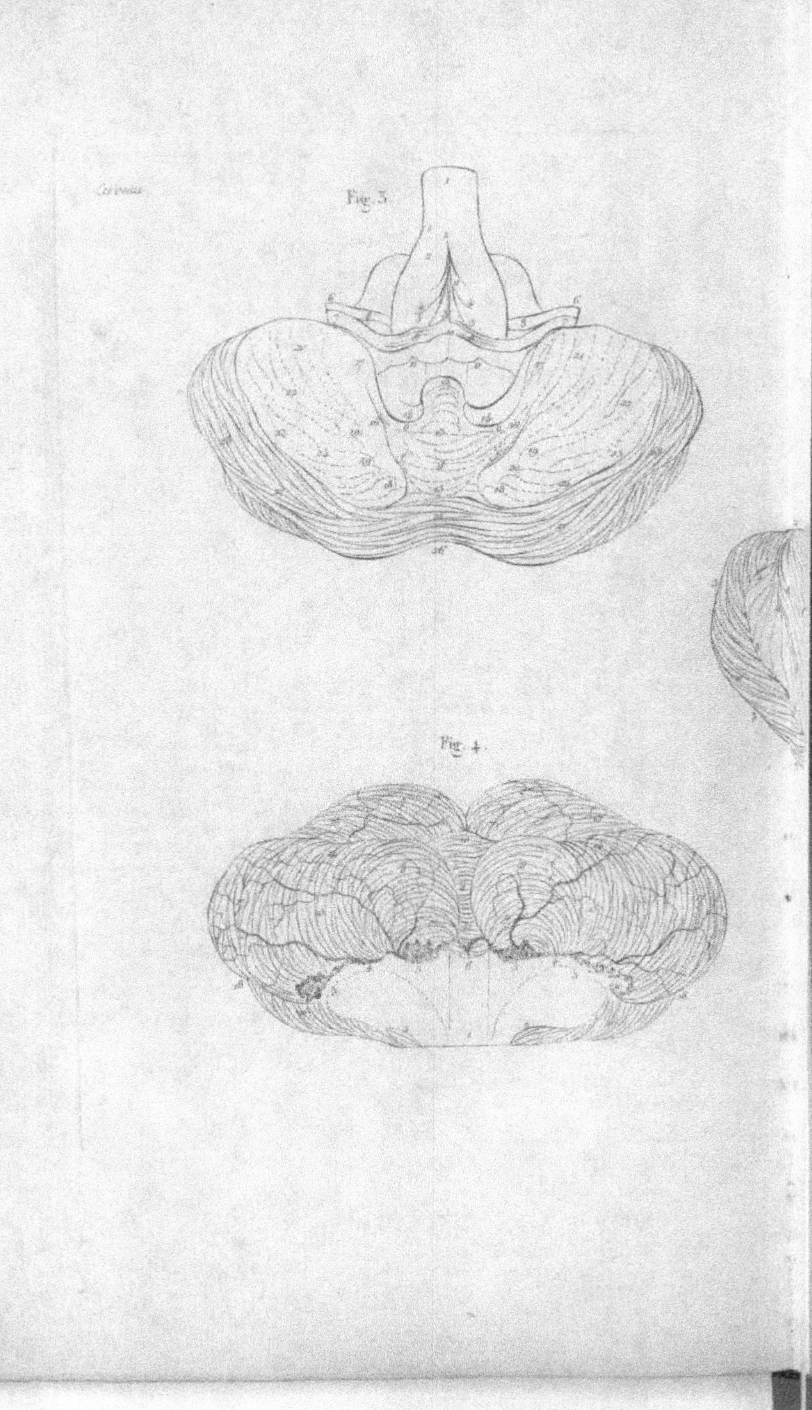

Fig. 4

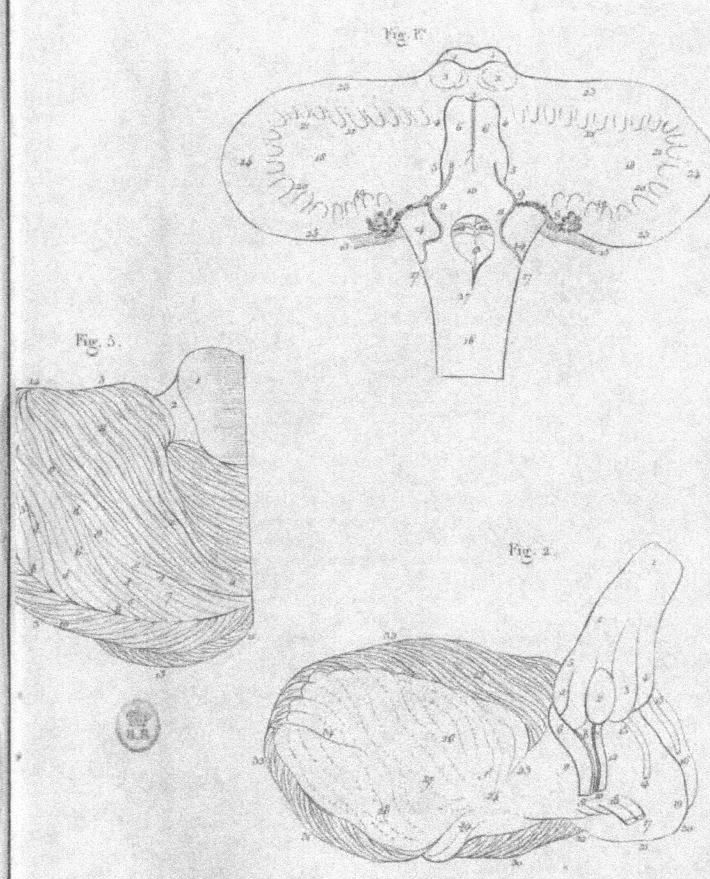


Fig. 1.
Fig. 3.
Fig. 2.

seux, très-déliés et nombreux qu'elle soutient, communiquent avec ceux du *plexus* choroïde.

8, 9, 10, 8, 9, 10, *plexus* choroïde du ventricule du cervelet. Sa tête est en 8; il forme diverses circonvolutions, et il s'amincit de 8 à 9 et de 9 à 10. En 10 est sa portion transversale qui est très-déliée, et au moyen de laquelle le *plexus* choroïde droit communique avec le *plexus* choroïde gauche. Je dois prévenir que la forme de ce *plexus* dépend beaucoup de sa préparation. Ici, il est détaché de ses adhérences au bord inférieur du cervelet, et on le voit dans le quatrième ventricule. Dans la figure quatrième, il adhère au bord inférieur du cervelet; il varie aussi beaucoup pour la grosseur dans les différens sujets.

17, 17, branches artérielles fournies par les vertébrales.

15, portion du ventricule du cervelet, vu au-dessous de la lame de la pie-mère qui en cache une partie.

15, 27, extrémité inférieure du sillon du ventricule du cervelet. On voit en 27, la terminaison appelée communément *le bec de la plume à écrire*.

12, 12, petit relief blanc et divergent, que l'on remarque sur le plancher inférieur du ventricule du cervelet. On en trouvera les variétés décrites dans la planche précédente. Haller a vu ces reliefs au nombre de sept, dans un sujet.

16, naissance de la moëlle épinière.

14, 17, portion de la moëlle alongée qui se joint aux jambes du cervelet, sans communiquer immédiatement avec la protubérance annullaire; j'ai désigné cette partie par le nom de colonne, ou pédoncule de la moëlle alongée. Tarin l'a appelée le corps pyramidal antérieur et latéral, et Haller l'a décrite sous le nom de *processus à cerebello ad m dullam spinalem*.

14, 15, le nerf vague.

23, 24, 26, ramifications produites par le mélange des substances grise et blanche dont on voit l'origine en 19, 20, 21, 22.

18, 18, substance médullaire du cervelet qui forme dans le centre de ce viscère une masse considérable. Plusieurs auteurs, à la tête desquels Haller doit être placé, ont dit que dans le cervelet la substance grise est plus abondante que la substance blanche. Cette remarque est fondée pour ce qui concerne les portions du cervelet où ces deux substances sont mêlées entre elles, et non pour la masse entière du viscère dans lequel la substance blanche placée au centre est très-considérable.

## FIGURE II.

Cette figure montre la moëlle alongée et le cervelet vu de côté. J'ai fait à l'une des jambes du cervelet une section, au moyen de laquelle on découvre comment les feuillets lamineux de ce viscère naissent de la substance blanche de la jambe elle-même.

1, 1, moëlle alongée, et commencement de la moëlle épinière.

2, éminence olivaire.

3, 4, éminences pyramidales.

5, pédoncule ou colonne de la moëlle alongée, appelée par Haller *processus à cerebello ad medullam spinalem.*

13, 14, 15, 16, nerfs de la sixième paire, ou moteurs externes qui naissent près des éminences pyramidales.

7, 12, nerf facial, ou communiquant de la face, ou la portion dure de la septième paire.

6, 11, nerf auditif, proprement dit, ou portion molle de la septième paire. Il se contourne en *a* sur le bord externe du pédoncule de la moëlle alongée, qui est placé entre le nerf facial et le nerf auditif; les racines de ce dernier s'étendent jusqu'au plancher inférieur du ventricule du cervelet; remarque qui prouve sans réplique que la portion dure et la portion molle de la septième paire composent deux nerfs tout à fait distincts l'un l'autre.

8, 9, 10, filets nerveux intermédiaires que l'on trouve constamment entre les deux portions de la septième paire. M. Weisberg, anatomiste très-habile, a donné à ces filets le nom de *portia media inter communicantem facici et auditivam nervum.* Monsieur Soemmering, de *basi encephali,* pag. 152, a parlé avec précision de ces mêmes nerfs.

19, 20, 21, 22, contour de la protubérance annulaire dont on voit les fibres transversales en *d.*

17, 18, nerfs trijumeaux dont on voit en 17 la portion filamenteuse, et en 18 la portion arrondie qui a la consistance d'un gros nerf.

21, jambe du cervelet. J'en ai enlevé une petite couche pour que l'on vît mieux l'origine des feuillets en 23.

24, cette partie de la figure montre comment naissent de cette portion de substance blanche, huit à neuf feuillets ou lames du cervelet; et on remarque en 26, 27, 28, 29, 31, comment ils se dirigent en s'écartant l'un de l'autre, et quelle est leur disposition réciproque. Dans cette préparation, je les ai développés aussi profondément et aussi complètement qu'il m'a été possible. La plupart de ces feuillets se réunissent au nombre de deux ou trois pour former un petit pédicule qui leur est commun; c'est ce que l'on voit en 29 et en *f.* En 34, un de ces feuillets sort en formant un angle aigu, entre deux autres qui le cachent, lorsqu'ils sont dans leur situation naturelle. Cette exposition fait voir que les segmens du cervelet se comportent bien différemment des circonvolutions du cerveau, soit à la surface, soit dans la profondeur de ce viscère.

30, 33, 25, segmens du cervelet, vus à la surface, et tels qu'ils sont dans l'état naturel.

## FIGURE III.

Elle représente le cervelet vu en arrière, de sorte que l'extrémité du *vermis inferior* est autant écartée qu'il est possible de la paroi correspondante du quatrième ventricule qui est ouvert pour en développer l'intérieur. L'examen de ce dessin est très-important, parce qu'il offre un grand nombre de détails anatomiques, inconnus à plusieurs de ceux qui ont écrit sur le cervelet, et que l'on ne trouve que dans le Traité de M. Malacarne, célèbre anatomiste de Turin. On avoit oublié de décrire la portion du *processus* vermiforme qui est ici représentée.

1, 1, moëlle alongée, et commencement de la moëlle épinière.

26, échancrure perpendiculaire et commune du cervelet.

25, segmens situés près de cette échancrure.

28, 28, hémisphères droit et gauche du cervelet.

27, 28, segmens du cervelet qui sont intacts. Ils ne sont point parallèles; mais ils se coupent en plusieurs points.

2, 3, 4, 4, quatrième ventricule, ou ventricule du cervelet ouvert.

5, sillon de ce ventricule ou *calamus scriptorius* dont on voit l'extrémité aiguë, ou bec en a.

4, 4, reliefs très-peu saillans du ventricule du cervelet.

10, 9, 9, autres reliefs du plancher de ce même ventricule qui, au lieu d'être obliques comme les précédens, sont presque transversaux. Ils servent de radicules au nerf auditif ou portion molle de la septième paire 6, 9, 7, dont on voit ici l'origine.

8, 6, nerf facial, ou portion dure de la septième paire, dont une partie est cachée par la pédoncule ou colonne de la moëlle alongée que l'on voit en 5, 5.

11, 11, cavité du ventricule du cervelet qui est tapissée comme en 4, 4, par une couche très-mince d'une substance molle et grisâtre.

18, 19, 20, 21, 22, 23, 24, coupe très-superficielle, et à peu près horizontale faite aux segmens du cervelet, au niveau du *processus* vermiforme.

19, 20, 18, petit tronc de substance blanche placé vers le bord interne auquel aboutissent les lames blanches 21, 22, 23, 24.

15, 16, 16, 17, 17, 15, 12, 14, 14, partie inférieure et profonde du *processus* vermiforme avec ses appendices. J'ai développé ici tous les petits segmens, dont la réunion et le mélange forment les éminences que nous considérons. En 15, *d*, *f*, *f*, est la grosse portion du *vermis inferior*; cette grosse portion forme une taille considérable, composée d'un grand nombre de lames, qui se rapprochent en 16, 18, et dont plusieurs disparoissent dans le trajet, compris de 16 à 17. Dans cette direction les feuillets qui se contournent de *f* à 16, sont parallèles de 16 à 17; et ils se confondent avec ceux qui sont marqués 21, 21 : d'où il résulte que quelle que soit la manière dont ces segmens sont groupés, considérés individuellement, ils ont au fond une structure à peu près semblable.

13, 12, assemblage de petites circonvolutions très-élégamment disposées, qui font dans les ventricules du cervelet une saillie à peu près de la grosseur du petit doigt. Elle est arrondie en 12. M. Malacarne l'a comparée à la *luette*, *uvula*.

Je dois prévenir que pour mieux faire voir la distribution de la substance blanche dans les feuillets ou segmens du cervelet, j'ai enlevé une couche superficielle de la saillie marquée 15, *d*, *f*, *f*, et de ses *expansions ou ailes* marquées 16, 17. La saillie ou grosse portion du *vermis inferior*, marquée 15, *d*, *f*, *f*, est appelée la *pyramide lumineuse* par M. Malacarne. Ses segmens s'étendent en manière de commissure d'un côté du cervelet à l'autre.

Sur les côtes de la saillie marquée 12, 13, et qui s'appelle l'éminence mammillaire du *vermis inferior*, s'attache un repli formé par la pie-mère, et par une lame très-déliée de substance blanche. Ce repli se dirige sur le côté; son bord postérieur est arrondi, et il adhère à la substance blanche du cervelet, tandis que le bord antérieur est flottant et libre. Il résulte de cette disposition une cavité dirigée en devant et semblable à un panier de pigeon. Turin qui en a fait mention, a donné à ces expansions le nom de *valvules semi-lunaires*; mais comme elles ne font en aucune manière l'office de valvule, je les appelle *les lames semi-lunaires de l'éminence mammillaire du vermis inferior*. On voit ces lames en 14, o, 14, o. En 14, 14, est le bord flottant et échancré. En o, o, est le bord fixe ou convexe.

## FIGURE IV.

Cette figure montre la face inférieure du cervelet et une partie du *plexus* choroïde du quatrième ventricule.

18, 18, 18, 18, contour extérieur du cervelet.

7, 7, saillie postérieure des deux hémisphères du cervelet.

13, 13, segmens de ces mêmes hémisphères.

14, a, 14, a, trace du sillon inférieur du cervelet.

17, 17, segmens inférieurs de ce viscère qui ne sont point parallèles; leur courbure augmente en 15, 15.

8, 9, 8, 9, portions arrondies et inférieures des hémisphères du cervelet. Entre ces deux portions est une cavité alongée appelée par Haller *vallecula*. On voit cette cavité en 10, 12: elle correspond à l'échancrure postérieure et commune marquée *d*.

10, 11, 12, 6, partie postérieure et inférieure du *processus* vermiforme. On en voit la grosse portion en 10, 11, la figure précédente en offre les développemens.

1, ventricule du cervelet, ou quatrième ventricule très-ouvert.

2, 2, substance médullaire coupée de part et d'autre pour mieux découvrir les objets exposés dans cette figure.

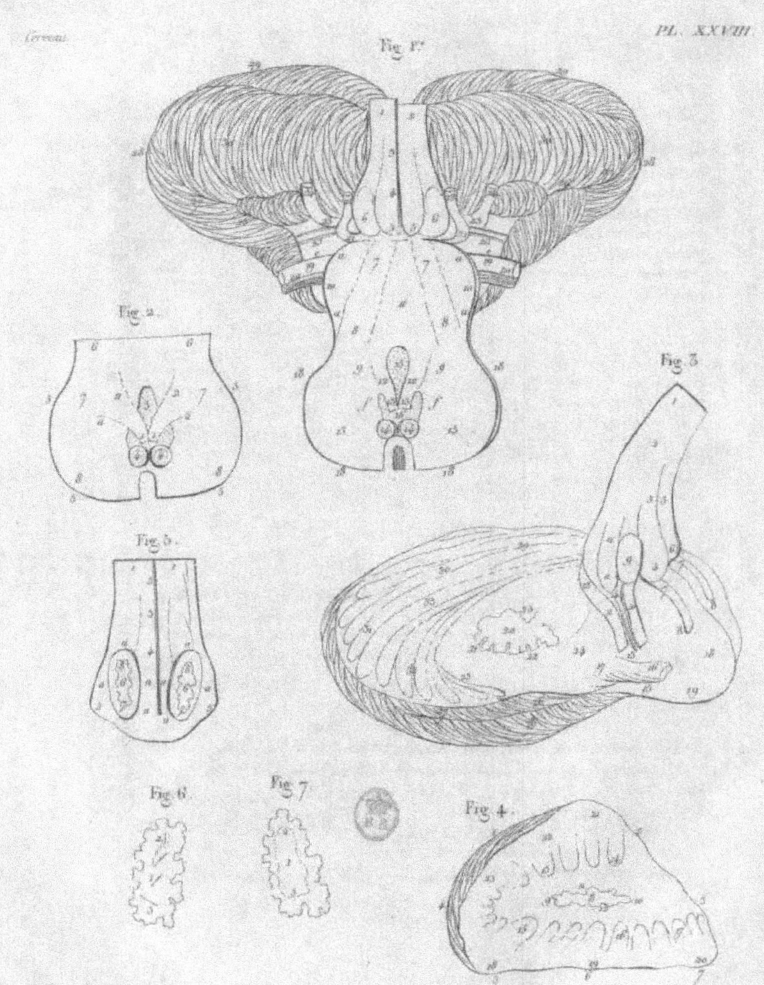
Fig. 1.ᵉ
Fig. 2.
Fig. 3.
Fig. 5.
Fig. 6.
Fig. 7.
Fig. 4.

3 , 4 , 5 , 6 , *plexus* choroïde du quatrième ventricule. On la voit sur le bord inférieur du cervelet, qu'il faut pour cela soulever en l'écartant de la moelle alongée. En 3 , 3 , 3 , 3, sont les portions les plus volumineuses de ce *plexus*. Elles forment de petits paquets de vaisseaux. En 4 , 4 , le *plexus* est plus mince ; en 6 , il est très-délié, et il passe sur le *vermis inferior* avec une sorte de régularité, comme la figure l'exprime. On voit sur la surface inférieure du cervelet un grand nombre de rameaux artériels très-fins qui communiquent avec les vaisseaux du *plexus* choroïde; on aperçoit ce même *plexus* préparé d'une autre manière dans la figure première de cette même planche.

## FIGURE V.

Je me suis proposé de faire voir dans cette figure comment, dans la face supérieure du cervelet, naissent les segmens de ce viscère. A cet effet, j'ai écarté, autant qu'il m'a été possible, plusieurs segmens les uns des autres, et j'ai ouvert le sillon supérieur du cervelet pour découvrir comment les segmens se comportent au fond de ce sillon. On ne voit ici qu'une moitié du cervelet.

1 , moitié de la protubérance annulaire dont une coupe superficielle et horizontale montre les filets qui se dirigent transversalement.

2 , jambe du cerveau.

3 , 3 , 3 , 3 , contour de la moitié du cervelet qui est ici représentée.

11 , 11 , 11 , 9 , 8 , 10 , face supérieure du cervelet.

12 , moitié de l'échancrure perpendiculaire postérieure.

13 , bord postérieur.

14 , bord antérieur.

5 , 6 , 7 , fond du sillon supérieur du cervelet dont les bords qui sont ici très-écartés se voient en 8 , 8 , 9 , 9. Dans le fond du sillon, on voit en a , a , a , quelques segmens qui naissent à angle aigu ; tandis que les autres qui décrivent une ligne courbe au fond de ce sillon , conservent à peu près la même étendue qu'ils avoient à l'extérieur , tels sont ceux que l'on voit en d , d , d , d , d , d.

# PLANCHE XXVIII.

Cette planche réunit plusieurs détails relatifs à la structure du cervelet et de la moelle allongée , dont les dessins , que j'ai publiés jusqu'ici , ne donnent qu'une idée incomplète et sans lesquels on ne connoîtroit qu'imparfaitement ces divers organes.

## FIGURE PREMIÈRE.

Elle représente le grand sillon du cervelet , le trajet et le prolongement des corps pyramidaux au travers de la protubérance annulaire, et en même temps elle offre la situation respective des nerfs de la septième et de la cinquième paire.

29, 29, sillon inférieur du cervelet où aboutissent divers segmens de ce viscère.

30, 30, face postérieure et inférieure du cervelet.

26, 27, 28, 26, 28, sillon latéral et circulaire, ou grand sillon du cervelet. Les segmens qui s'y terminent forment plusieurs élévations, monticules ou lobules que l'on voit dans le trajet de ce sillon en 26, 27.

1, 2, moelle épinière près de la moelle alongée.

3, 4, 5, 6, moelle alongée dont le sillon antérieur est marqué 3, 4; les éminences olivaires sont exprimées en 6, 6, et les éminences pyramidales en 5, 5.

$a$, $a$, $a$, $a$, 10, 10, 11, protubérance annulaire coupée horizontalement et en dessous au niveau des éminences pyramidales. En $a$, $a$, 10, 10, 11, sont les fibres transversales et rougeâtres de la protubérance annulaire; en 7, 8, sont le trajet et le prolongement des corps pyramidaux au travers de cette protubérance. Les filets ou stries qui en résultent s'épanouissent en divergeant vers $f$, $f$, 15, 15, dans les jambes du cerveau. Voyez à ce sujet les planches XIX, n°. 16, 17, 18, et XX, $a$, $e$, $d$, de cet ouvrage.

16, 16, la fosse des nerfs moteurs des yeux où sont des trous dans lesquels s'enfoncent un grand nombre de vaisseaux.

14, 14, les éminences mammillaires coupées horizontalement. On voit que leur écorce est formée de substance blanche.

13, 13, nerfs moteurs des yeux ou de la troisième paire. A leur origine dans le cerveau sont des fibres divergentes marquées 12, 12.

9, 9, $f$, $f$, espace qui est toujours teint d'une couleur noirâtre vers le bord interne des jambes du cerveau, et que j'ai appelé tache brune, ou *locus niger crurum cerebri*.

18, 18, 18, 18, coupe arrondie des jambes du cerveau.

19, 20, nerfs trijumeaux, ou de la cinquième paire, dont on voit la partie postérieure ou grosse portion en 19, 19, tandis que la petite portion marquée 20, 20, est antérieure et filamenteuse.

21, 22, nerf facial, ou portion dure de la septième paire.

23, 21, 23, 24, nerf auditif, ou portion molle de la septième paire. Il naît du ventricule du cervelet.

25, 25, filets nerveux intermédiaires entre les nerfs précédens; on en trouve deux ou trois.

$x$, $x$, espace blanc et à peu près triangulaire, qui appartient aux jambes du cervelet, sur les côtés de la protubérance annulaire, entre les nerfs facial, auditif et les nerfs trijumeaux.

FIGURE II.

Elle représente l'espace compris depuis 8, 8, jusqu'à 18, 18, dans la figure précédente, avec cette différence que les radicules des nerfs moteurs des yeux sont beaucoup plus à découvert, parce que la tache brune marquée $g$, $f$, est enlevée ici.

6, 6, les jambes du cerveau coupées près de la protubérance annulaire.

5, 5, 5, 5, coupe arrondie des jambes du cerveau en devant.

4, 4, coupe des éminences mammillaires.

3, fosse des nerfs moteurs des yeux.

1, 1, nerfs moteurs des yeux dont on voit les radicules se prolonger en 7, 6. Quelques-unes se confondent avec les filets des corps pyramidaux qui traversent la protubérance annulaire.

$a$, $a$, teinte qui annonce la place occupée par la tache brune des jambes du cerveau.

8, 8, filets antérieurs et divergens des corps pyramidaux.

## FIGURE III.

Dans la figure première, on découvre la partie antérieure de la moëlle alongée. Ici se montre la partie latérale de cette même moëlle avec une coupe aussi latérale du cervelet, de manière à faire voir le corps dentelé ou rhomboïdal.

1, moëlle épinière près de la moëlle alongée.

2, 3, 4, moëlle alongée.

9, éminence olivaire.

3, 4, 5, 6, corps pyramidaux situés à la partie antérieure de la moëlle alongée. L'éminence olivaire du côté opposé ne peut se voir dans cette position.

$a$, $a$, portion de la moëlle alongée qui se joint aux jambes du cervelet, sans communiquer immédiatement avec la protubérance annulaire. Elle sépare le nerf auditif du nerf facial, et il est important d'en bien étudier la position pour connoître l'origine de ces nerfs et la structure de la moëlle allongée. C'est en partie dans le dessein de montrer ce pédoncule tout entier que j'ai fait dessiner ici la moëlle alongée vue de côté.

11, 12, nerf auditif.

10, nerf facial marqué 21, 22, dans la figure première de cette planche.

13, 14, filets nerveux intermédiaires.

7, 8, nerfs de la sixième paire, ou moteurs externes qui naissent des corps pyramidaux.

18, 19, 36, protubérance annulaire dont on voit les fibres transversales en 15, 18, 19, et le raphé en 36.

15, 16, 17, nerf de la cinquième paire dont les deux portions sont marquées en 15, 16.

26, 27, 28, portion du sillon latéral ou circulaire du cervelet.

29, 30, 31, 32, 33, lames médullaires et corticales qui résultent de la coupe du cervelet.

17

24, 25, 37, substance blanche au milieu de laquelle le corps rhomboïdal est placé.

20, 21, 22, 23, corps festonné ou dentelé, *corpus dentatum sive serratum* du cervelet, appelé *rhomboïdal* par Vieussens. Considéré dans son entier, il forme un globe ovale avec plusieurs pointes. Ici, on n'en voit qu'une section. En 21, 22, est sa partie latérale et supérieure, ou les dentelures sont les plus marquées. En 23, est sa partie inférieure où il y a moins de dentelures. En 20 est le centre. Les corps dentelés sont composés d'une substance analogue à celle que l'on connaît sous le nom de corticale, avec cette différence cependant que leur couleur a plus d'intensité, ce qui tient sans doute au grand nombre de vaisseaux dont ils sont pourvus. Le nom de *corps dentelé* m'a paru lui convenir beaucoup mieux, à raison de sa forme, que celui de *rhomboïdal*. La coupe que j'ai fait dessiner ici a été faite obliquement, circonstance importante à remarquer.

## FIGURE IV.

Le corps festonné ressemble à peu près à un ovale aplati, dans quelques-unes de ses dimensions, parmi lesquelles celle de haut en bas a le moins d'étendue; c'est ce que l'on voit dans cette figure où la coupe a été faite verticalement de devant en arrière.

5, 6, 7, bord supérieur du cervelet.

7, extrémité antérieure.

5, extrémité postérieure.

2, 3, 1, 4, faces inférieures et obliques.

13, 14, 15, 16, 17, 18, 19, 20, 21, ramifications de l'arbre de vie.

8, 9, 10, 11, 12, corps festonné ou dentelé, environné de la substance blanche du cervelet dont on voit l'épaisseur en 11, 12, le bord supérieur en 12 et les dentelures antérieures en 10. Au centre de ce corps est une quantité plus ou moins grande de substance blanche; il est moins éloigné de la face supérieure du cervelet que de l'inférieure, et du bord interne que de l'externe.

## FIGURE V.

Elle représente une portion de la moëlle alongée et le corps festonné, dentelé ou rhomboïdal des éminences olivaires auxquelles j'ai fait une coupe verticale dans leur milieu de droite à gauche.

1, 1, commencement de la moëlle épinière.

2, 3, 4, a, a, 5, moëlle alongée dont on voit en 2, 3, 4, le sillon antérieur et moyen; en 5, 5, 5, l'extrémité supérieure qui est la plus large, et qui a été coupée près de la protubérance annulaire; en a, a, a, a, l'éminence olivaire dans l'intérieur de laquelle se trouve un corps dentelé ou festonné, à peu près semblable à celui du cervelet, et qui est marqué 6, 7, 8; son plus petit diamètre est de droite à gauche; le plus grand

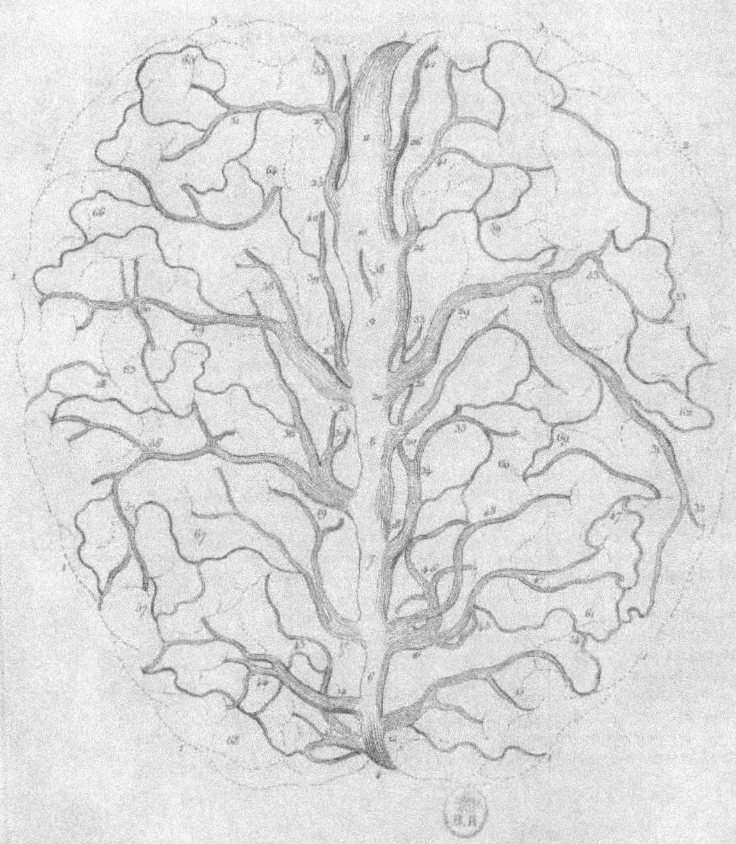

est de haut en bas. La substance inférieure est d'un blanc mat; les dentelures sont jaunâtres. On peut dire de ce corps ce que Petit de Namur a dit du corps festonné du cervelet, qu'il est composé d'un grand nombre de vaisseaux. Dans le cervelet, la couleur des festons est plus foncée.

### FIGURES VI et VII.

La figure V représente les corps festonnés des éminences olivaires dans leur grandeur naturelle. Ici je les ai fait dessiner vus à la loupe, afin qu'ils fussent plus sensibles.

En 3 est l'extrémité supérieure; en 2 est l'extrémité inférieure; en 1 est le centre. J'ai trouvé ces corps festonnés ou rhomboïdaux dans tous les cerveaux humains que j'ai disséqués.

## PLANCHE XXIX.

Les veines du cerveau n'ont point été décrites avec autant de soin que les autres parties de ce viscère. Pour les faire mieux connoître, je les représente injectées dans cette planche, et sans injection dans la planche suivante.

Ici, l'on voit la face supérieure et convexe des hémisphères du cerveau. Les veines qui se ramifient sur les lobes se dirigent vers la cavité du sinus longitudinal supérieur qui s'étend de devant en arrière, le long du bord supérieur des os pariétaux.

1, 1, 1, 1, 2, 2, 3, 3, contour du cerveau.

4, partie antérieure du cerveau.

5, partie postérieure du même viscère.

4, 6, 7, 8, 9, 10, 11, 5, sorte de conduit veineux qui est placé le long du bord supérieur ou convexe de la faux, entre les deux hémisphères du cerveau, et que l'on connoît sous le nom de *sinus longitudinal supérieur*. En 4, 6, il est plus étroit que vers le milieu, et en arrière, son volume augmentant à mesure qu'il se porte dans cette direction; en 9, 10, il est très-large, et il se divise en deux branches qui laissent entre elles un espace vide en 55. Cette structure n'est pas, à beaucoup près, constante; le plus souvent il s'élargit en arrière, sans former ainsi deux branches séparées.

Il ne faut pas croire que les veines du cerveau, quoique souvent très-remplies de sang, soient aussi volumineuses qu'elles le paroissent ici. La matière de l'injection les a beaucoup distendues.

12, 13, 14, 16, 17, veines antérieures qui s'ouvrent dans la partie la plus étroite du sinus; elles sont aussi beaucoup moins grosses qu'on ne les voit ici. Les veines marquées 12 et 13 forment un angle aigu en devant, et s'ouvrent dans une direction contraire au cours du sang que contient le sinus. La veine 14 s'ouvre presque à angle droit; celles qui sont marquées 16 et 17 , quoiqu'elles paroissent former un angle droit avec le sinus avant que l'injection les eût remplies et relevées , étoient couchées obliquement en arrière.

18, 19, 20, 21 , 22, 23, 24 , veines qui s'ouvrent dans la partie moyenne du sinus longitudinal supérieur ; elles sont toutes plus ou moins obliques de devant en arrière, et elles parviennent à la cavité du sinus dans un sens contraire à la direction du sang qui le parcourt. Celle qui est marquée 19 est la moins oblique ; celle qui est marquée 23 est la plus étroite.

25 , 26 , veines qui s'ouvrent dans la partie postérieure du sinus. On remarque encore que le trajet est oblique dans le sens des précédentes.

On voit en 15, 42, 43 , 45 , 47 , 46 , 48 , 34 , 35, 36, 56, 57 , 29, 30, 49 , 50 , 41 , 51 , 52 , les ramifications de ces veines ; elles se distribuent sur la surface du cerveau dont on reconnoît les circonvolutions en 63 , 61 , 67 , 69 , 62, 65 , 66, 65, 64, 59 ; en 36, 59, 40 , 27 , les rameaux veineux suivent presque parallèlement la direction du sinus longitudinal supérieur. En 20 , 33, une veine passe sous les rameaux veineux voisins ; en 16, d'un tronc fort court sortent des branches nombreuses ; en 30, 31 , 33, sont des divisions veineuses qui s'étendent au loin vers les régions antérieures et postérieures ; en 67 , 57 , 63, 55 , 53 , 47 , 17 , 51 , 54 , se trouvent des anastomoses qui ont cela de particulier qu'elles se font par des veines d'un assez grand calibre. On doit remarquer encore que les veines droites et gauches considérées lorsqu'elles s'ouvrent dans le sinus, ne sont point opposées, mais alternes , c'est-à-dire , qu'elles ne sont point disposées par paires, mais irrégulièrement et à des distances qui ne gardent aucune proportion entre elles.

## PLANCHE XXX.

### FIGURES I et II.

Ces deux figures montrent à peu près les mêmes objets que la planche précédente, avec cette différence cependant qu'ici les veines ne sont point remplies d'injection , et qu'au lieu d'être dessinées sur une surface convexe , on les voit sur un plan horizontal. Je suppose qu'après avoir enlevé la calotte osseuse du crâne , on coupe de part et d'autre circulairement la dure-mère , et qu'on la soulève ensuite de bas en haut, et d'un des côtés vers l'autre. On découvre ainsi les veines supérieures du cerveau , et on les suit jusqu'au sinus longitudinal supérieur. C'est pour faire voir le plus grand nombre possible de ces veines que j'ai préféré de les montrer sur un plan horizontal. On doit regarder ce plan comme le développement des deux bords des hémisphères du cerveau près du bord convexe de la faux.

*a* , *b* , *a* , *b* , région antérieure du cerveau et de la dure-mère.

*c* , *d* , *c* , *d*, région postérieure du cerveau.

*e* , *e* , *e* , *e* , bord supérieur et interne du cerveau près du sinus longitudinal supérieur.

cerveau

Fig. 1re

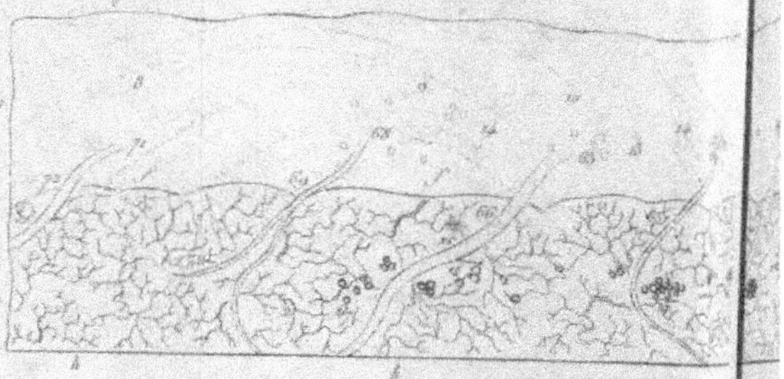

Fig. 3

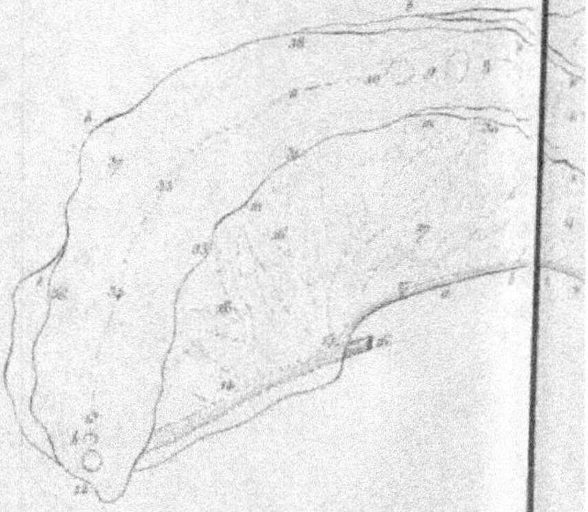

Fig. 2.

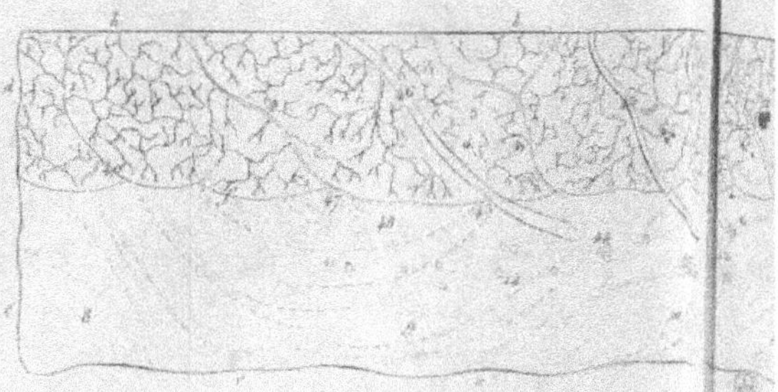

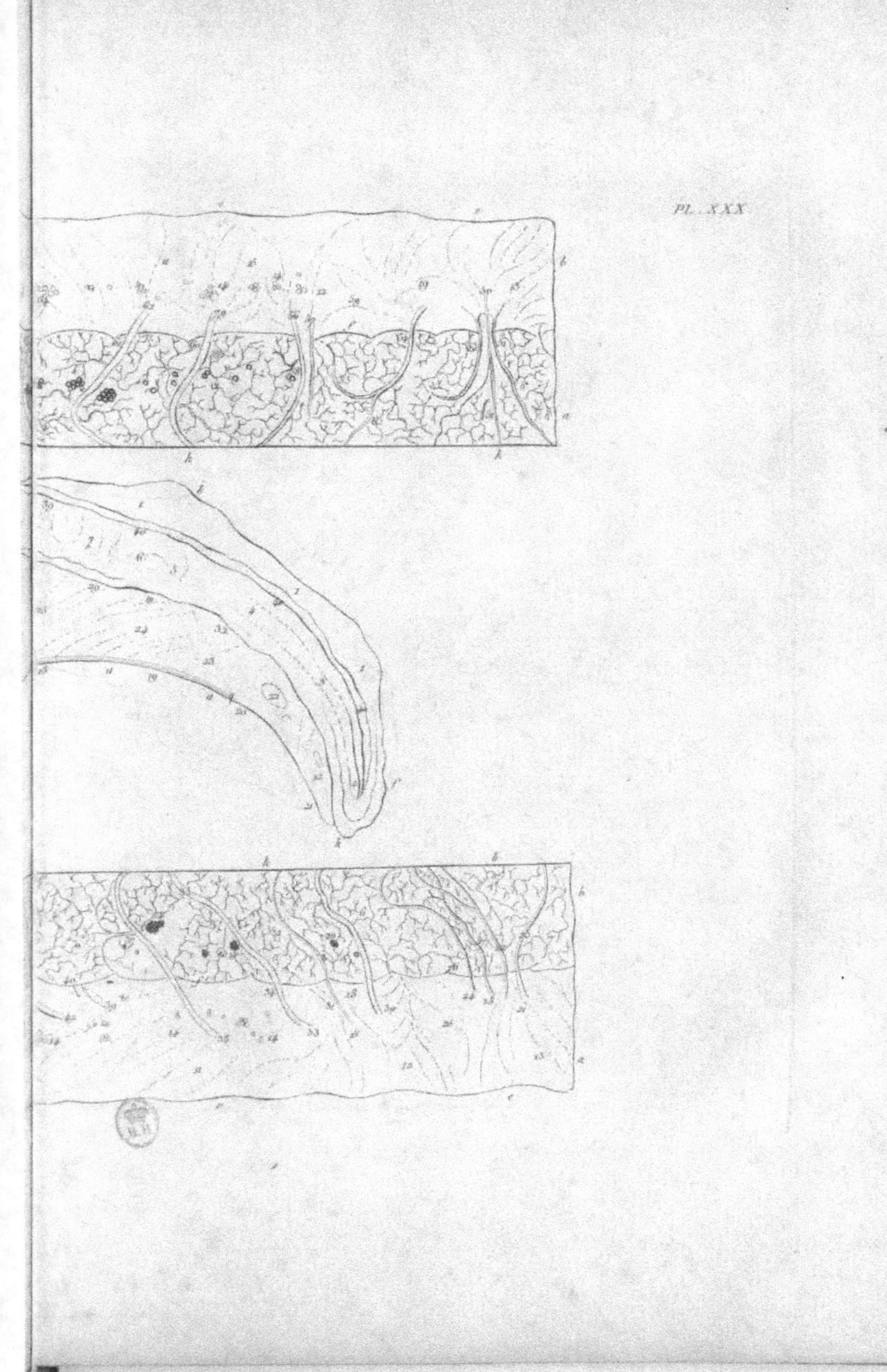

PL. XXX

*b*, *b*, *b*, *b*, *b*, *b*, coupe longitudinale des hémisphères du cerveau que l'on suppose faite à quelque distance de leur bord interne, parallèlement à la direction de la faux.

*e*, *e*, *e*, *e*, *e*, *e*, *e*, 8, 9, 10, 11, 19, 13, *f*, *f*, *f*, portion de la dure-mère qui recouvroit la région correspondante 1, 2, 3, 4, 5, 6, 7, des hémisphères du cerveau, et qui est ici soulevée, de manière à montrer comment les veines pénètrent dans le sinus longitudinal supérieur.

14, 14, 14, 14, 14, 14, 14, petits corps arrondis et de consistance plus ou moins solide, que l'on connoît vulgairement sous le nom de *glandes de Pacchioni*. Ils sont irrégulièrement distribués le long du sinus longitudinal supérieur. Je pense, avec Albinus, que la dure-mère n'a point de glandes, et que les grains dont il s'agit, dont le nombre, la forme, le volume et l'existence même n'ont rien de constant, ne sont point de nature glanduleuse. On ignore quelle est leur structure intime, et l'on ne sait quel est leur usage.

La figure première montre le côté droit, et la figure seconde représente le côté gauche; je les ai fait dessiner séparément, parce que la distribution des veines n'y est pas la même. Ceux qui compareront les deux figures que je publie avec la description des veines du cerveau, que j'ai consignée en 1781 dans le volume de l'Académie des Sciences, page 49 et suivantes, trouveront entre elles le plus grand accord.

50, 51, 52, 53, plusieurs veines du côté droit qui aboutissent comme celles qui sont marquées 21, 22, 23, dans le côté gauche, à la partie antérieure du sinus longitudinal supérieur, sans qu'elles offrent presque aucune obliquité.

Les veines marquées 24, 25, à gauche, et 54, 55, à droite, commencent à marcher un peu obliquement dans un sens opposé au cours du sang que le sinus contient.

Les veines 56, 57, semblent aboutir en formant un angle droit au sinus; mais une portion de ces veines est cachée dans l'épaisseur des membranes, et pénètre obliquement en 59 dans le sinus.

Les veines correspondantes 28, 29, 31, 52, ont une obliquité plus marquée dans leur marche.

Les veines 31, 33, 53, 56, 37, 42, 43, 45, 46, à gauche, et 79, 60, 61, 62, 63, 64, 66, 67, 69, 70, 72, à droite se portent obliquement de derrière en devant vers le sinus où elles s'ouvrent après avoir fait entre les membranes de la dure-mère un trajet également oblique, comme on le voit en 79, 62, 64, 65 et 68, à droite, et en 38, 59, 41, 44 et 48, à gauche.

On observe que dans le milieu de cet espace en 60, 61, 66, 44, 40, les veines sont beaucoup plus volumineuses qu'en devant ou en arrière. Dans cette dernière région les veines sont beaucoup moins nombreuses et plus étroites, comme on le voit en 47, 49, 69, 71 et 72.

40, 47, veines qui montent le long de la faux, et qui ne se ramifient point comme les autres sur la surface convexe des hémisphères du cerveau. La position de ces veines a été un peu dérangée, en soulevant la dure-mère. Dans l'étude de cette planche on voudra bien y avoir égard.

J'ai compté douze veines du côté gauche et treize du côté droit.

Plusieurs veines se réunissent dans le même confluent, comme celles qui sont marquées 52, 53 et 21.

La plupart de ces veines faisoient un chemin assez considérable entre les lames de la dure-mère; la plupart étant arrivées au niveau du sinus, se plongeoient au-dessous et se portoient même quelquefois assez loin de sa cavité pour remonter ensuite, et s'y ouvrir au travers des brides de son angle inférieur.

Dans la planche XXIX, le nombre des veines est moins considérable, parce qu'on n'y voit pas un espace aussi étendu que celui qu'on aperçoit ici.

En 2, 3, 4, 5, 6, se trouvent des ramifications veineuses dont plusieurs communiquent et s'anastomosent entre elles.

En 8, 9, 10, 11, 12, sont des faisceaux ligamenteux appartenans à la dure-mère, qui se croisent en différens sens. Les grains appelé *glandes de Pacchioni* sont semés parmi ces faisceaux et sur les veines qui aboutissent au sinus.

Ayant soulevé les hémisphères pour voir les veines de la base, j'ai observé, à la hauteur des ailes ptérygoïdiennes, qu'il sortoit du cerveau un assez grand nombre de rameaux veineux, dont quelques-uns pénétroient la dure-mère dans la partie qui répondoit à la fente sphénoïdale supérieure. Les autres veines, qui étoient au nombre de sept ou huit, se réunissoient, et formoient un gros tronc qui parcouroit de devant en arrière, et presque directement les fosses cérébrales moyennes; ce tronc, qui est quelquefois double, passoit sur le rocher, et s'ouvroit immédiatement à l'extrémité du sinus latéral; il se portoit par conséquent dans un sens directement opposé au cours du sang.

En continuant de soulever la masse du cerveau, à la hauteur de l'apophyse pierreuse, j'ai vu trois ou quatre veines se réunir pour former un tronc adhérent à la dure-mère de la tente du cervelet, qui se portoit dans une direction parallèle à l'extrémité postérieure du tronc précédent, et qui marchoit directement de devant en arrière, vers le sinus latéral où il s'ouvroit; il se dirigeoit par conséquent aussi dans un sens opposé à celui de la circulation du sang dans le sinus.

En soulevant encore plus les lobes postérieurs, j'ai remarqué trois ou quatre veines réunies qui pénétroient dans le sinus latéral, presque perpendiculairement.

Ayant coupé la tente du cervelet, et l'ayant renversée en arrière, j'ai observé les veines du bord postérieur et supérieur du cervelet, et j'en ai vu plusieurs très-considérables qui se détachoient de ce bord, en formant un coude, et en faisant un trajet très-considérable de dehors en dedans, et conséquemment dans une direction contraire à celle du sang qui circule dans les sinus latéraux de dedans vers le dehors.

Les deux veines qui, des bords du cervelet et de la moelle alongée, se portoient vers le sinus pierreux supérieur, se dirigeoient, celles du cervelet de derrière en devant, celles de la moelle alongée de devant en arrière; ce qui se compensoit réciproquement; et il ne paroissoit pas que la direction contraire à celle du sang fût marquée dans cette région.

En soulevant le cervelet un peu plus bas, j'ai aperçu une veine qui se déigeoit de la face inférieure de ce viscère vers l'extrémité postérieure du sinus latéral; son trajet étoit court, et elle y pénétroit presque directement.

Il paroît démontré par cette exposition, que presque toutes les veines, soit de la face supérieure, soit de la face inférieure du cerveau ou du cervelet, se portent dans une direction contraire à celle du sang; cette opposition en retarde sans doute la vitesse, but vers lequel semble tendre la structure de tous les vaisseaux dans le cerveau. Il y a plusieurs circonstances dans lesquelles ce fluide doit s'accumuler et gonfler les sinus; mais la place qu'ils occupent garantit le cerveau des funestes effets qui pourroient en résulter; ces cavités, de forme triangulaire ou aplatie, sont logées dans l'intervalle des lobes ou des circonvolutions du cerveau, qu'elles ne peuvent comprimer que dans le cas où la distension est extrême : ces précautions étoient d'autant plus nécessaires, que le cerveau reçoit une très-grande quantité de sang, comme il résulte de la comparaison des diamètres des artères carotides et vertébrales avec ceux des artères sous-clavières qu'ils surpassent d'une manière très marquée.

J'ai poussé encore plus loin l'examen des vaisseaux qui se portent vers les sinus, en recherchant quelles sont la structure et la direction des veines externes appelées *émissaires de Santorini*; celles qui passent par les trous pariétaux et mastoïdiens dans le sinus longitudinal supérieur et dans les sinus latéraux, ne m'ont paru affecter aucune direction particulière. Il en est de même des émissaires de la base du crâne; j'ai fait à ce sujet une autre remarque. Gunz et plusieurs autres anatomistes réduisent à une ou deux les veines qui du sinus caverneux passent dans les sinus sphénoïdaux; mais je me suis convaincu par des dissections multipliées, que les sinus caverneux et orbitaires communiquent par un plus grand nombre de veinules avec les arrière-narines; de sorte que les hémorragies critiques qui se font par le nez, dans les fièvres aiguës où la tête est affectée, s'expliquent facilement par ce moyen.

Quoique l'introduction des veines dans les sinus se fasse obliquement entre les lames de la dure-mère, à peu près comme les uretères pénètrent dans la vessie; il est cependant possible d'y faire refluer un fluide de la cavité même du sinus vers les veines, ce que j'ai exécuté plusieurs fois, et ce qui tient, sans doute, à ce que plusieurs de ces veines sont alors très-dilatées, et communiquent dans certains cas avec le sinus par une grande ouverture. A la vérité les fluides m'ont toujours paru éprouver plus ou moins d'obstacle dans ce reflux; ainsi l'on conçoit comment dans les grands efforts de la respiration et dans les mouvemens musculaires continués avec une énergie soutenue, le sang peut s'accumuler pendant un certain temps dans les sinus, sans que les fonctions du cerveau en soient notablement troublées; mais cet intervalle a des bornes, et les veines se remplissant enfin par les sinus, la surcharge devient générale.

### FIGURE III.

Ce dessin montre la portion de la dure-mère que l'on connoît sous le nom de *faux du cerveau*, avec les sinus qui sont placés sur ses bords.

*a*, *a*, *a*, le bord tranchant et concave de la faux du cerveau.

*b*, *b*, *b*, le bord convexe.

*f*, portion antérieure de la faux.

*h*, la portion postérieure de cette même production.

La faux qui sépare les deux hémisphères du cerveau est étroite en devant en 22, 23; en arrière, elle s'élargit en 27, 36. La partie 14, 15, est implantée sur la tente du cervelet; différens plans de fibres ligamenteuses s'épanouissent en 15, 25, 26, 27, et se croisent. C'est surtout à la partie postérieure que ces plans sont remarquables. Ils s'affoiblissent en 24.

Dans plusieurs sujets le tissu de la faux est interrompu dans sa continuité, et des vides d'une configuration irrégulière se trouvent entre les mailles que forment les différens trousseaux ligamenteux. On aperçoit quelques-uns de ces vides ou trous en 22, 22, 23. Le bord tranchant de la faux, considérée dans sa partie antérieure, n'est point en contact avec le corps calleux qu'il touche en arrière dans une assez grande étendue. Souvent on trouve des ossifications entre les lames de la faux.

2, 3, 4, 6, 9, 10, 11, 54, sinus longitudinal supérieur, ouvert. Il est placé le long du bord convexe de la faux entre les lames qui la forment. Ces deux lames sont une production de la membrane interne de la dure-mère. La lame externe de cette production forme la paroi supérieure du sinus, et ce n'est qu'après l'avoir fendue dans toute sa longueur, qu'on aperçoit la cavité de ce conduit veineux.

Le sinus longitudinal supérieur s'étend depuis le trou borgne de l'os coronal en *k* jusqu'à la protubérance moyenne occipitale en *k* 12. Il est logé dans une gouttière creusée à la partie moyenne de l'os coronal, le long du bord supérieur des deux pariétaux, et à la partie moyenne et supérieure de l'os occipital. Il est étroit en devant en 2, 5. Il s'élargit en dessus et en arrière en 5, 9, 54. En 32, 29, 30, 51, 55, et en 40, 40, 40, 59, 58, 57, 56, sont les deux angles supérieurs de ce conduit veineux qui est triangulaire ; vers ces angles on voit les portions irrégulières de la membrane externe de la dure-mère, qui a été fendue longitudinalement pour pénétrer dans le sinus.

*m*, *m*, petits grains connus sous le nom de *glandes de Pacchioni*.

2, 3, 4, 5, 6, 7, 8, 9, 10, 11, 53, 54, 13, 12, angle inférieur et aigu du sinus longitudinal supérieur. On y voit des brides plus ou moins transversales ; mais toujours

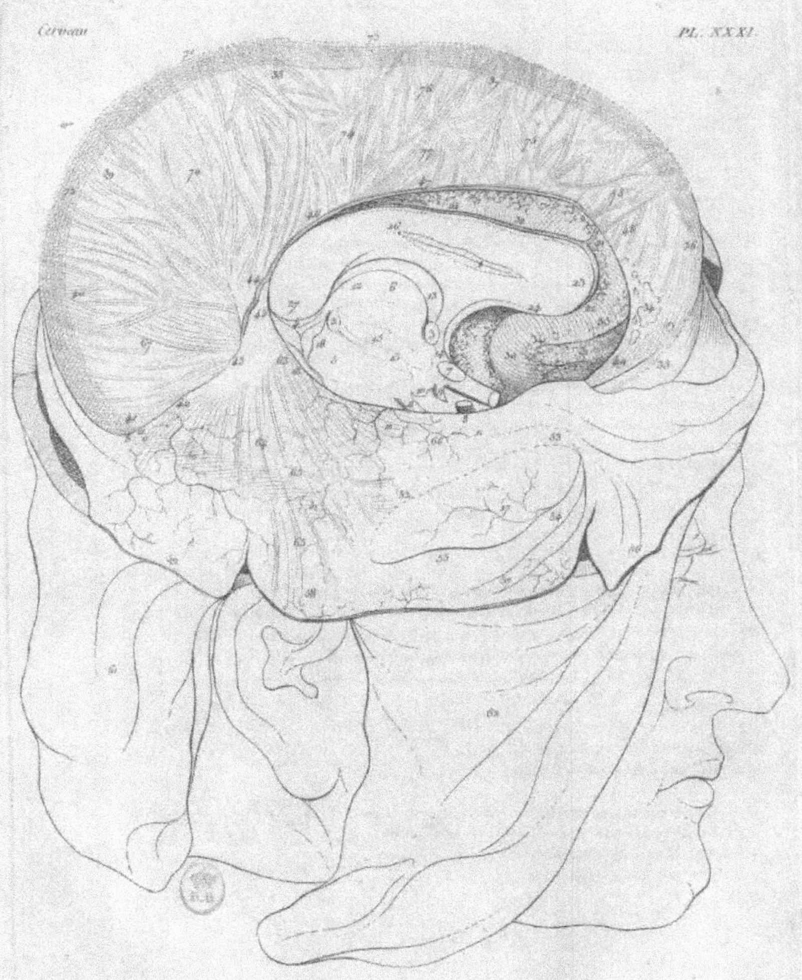

très-irrégulières et quelquefois très-nombreuses, sous lesquelles sont des excavations plus ou moins obliques dans lesquelles s'ouvrent les extrémités des veines du cerveau. Ces brides et ces excavations sont très-rapprochées en 5, 6, 7, 8, 9, 10; elles sont souvent très-grandes vers la partie postérieure en 33, 34.

La portion la plus large du sinus longitudinal supérieur s'ouvre le plus souvent dans le sinus latéral droit. Quelquefois il se bifurque, et le sang qui le contient passe alors dans les deux sinus latéraux; mais il se porte presque toujours en plus grande quantité dans celui qui est à droite.

9, 19, 18, 17, veine à laquelle on a donné le nom de *sinus longitudinal inférieur*; elle est placée le long du bord tranchant et convexe de la faux. Pour l'ordinaire le tiers ou le quart antérieur de ce bord en est dépourvu. Dans la pièce que j'ai fait dessiner, c'est en 7 que commence cette veine; elle reçoit celles qui sortent du voisinage du corps calleux, et elle s'ouvre dans le sinus droit.

14, 15, sinus droit, *sive sinus quartus*. Il se trouve entre les feuillets qui composent la partie la plus large de la faux et la région supérieure et moyenne de la tente du cervelet. Sa cavité est triangulaire, comme celle du sinus longitudinal supérieur. Il reçoit le sang versé par les veines de Galien, dont on voit le tronc en 16 et par le sinus longitudinal inférieur en 17. Pour prendre une bonne idée de ce sinus et des veines de Galien qui y aboutissent, on consultera la planche V de cet ouvrage, où l'on verra le confluent des veines de Galien marqué *a*, s'ouvrir dans le sinus droit, ou *sinus quartus* en 39, 40, 41.

## PLANCHE XXXI.

Ce dessein a été fait pour montrer en place la faux du cerveau, la tente du cervelet, le sinus longitudinal supérieur entier et sans être ouvert, le sinus latéral, le sinus longitudinal inférieur et le sinus droit. Le corps calleux a été coupé au niveau de la faux et dans la même direction, ainsi que les parties qui sont situées au-dessous. Pour faire voir au dessinateur la tente du cervelet, et les fosses cérébrales moyennes, il a fallu couper très-bas l'os pariétal, et l'os temporal correspondant. Cette préparation est une de celles qui nous ont offert le plus de difficultés à vaincre : elle étoit nécessaire pour compléter l'histoire de la dure-mère et de ses productions.

1, l'un des ventricules latéraux, le gauche, ouvert; le *septum lucidum* est enlevé.

24, 23, 25, 26, 27, corps calleux coupé longitudinalement. On y voit les fibres qui le forment, et ses extrémités antérieures et postérieures en 33 et 27.

23, 21, 22, l'artère calleuse.

52, portion profonde de l'hémisphère gauche du cerveau.

15, l'un des piliers de la voûte ou triangle médullaire.

12, pédoncule de la glande pinéale.

6, face interne de la couche optique gauche.

15, 15, le fond du troisième ventricule.

4, la glande pinéale.

2, coupe de la commissure postérieure.

18, coupe des tubercules quadrijumeaux.

5, coupe de la protubérance annulaire.

5, coupe de la commissure antérieure.

7, coupe de nerfs optiques.

14, lame blanche qui s'étend des nerfs optiques vers la commissure antérieure : la lame 19 qui appartient au corps calleux se porte à sa rencontre.

8, la carotide ; 9, l'entonnoir ou *infundibulum* ; 10, l'éminence mammillaire ; 11, le nerf de la troisième paire ; 16, le nerf de la quatrième paire.

30, 31, 33, circonvolutions du cerveau qui sont arrondies, et qui suivent à peu près les contours de la partie antérieure du corps calleux.

61, 62, lambeaux de peau qui recouvroit le crâne.

57, 58, 59, portions de la dure-mère qui recouvroit la faux interne des os pariétaux et temporaux.

52, 53, 54, 55, bords d'une des fosses moyennes du cerveau ; ce sont les grandes ailes sphénoïdales qui en composent la plus grande partie : 17, veine située dans cette excavation.

55, 56, 57, 58, 59, 40, le sinus longitudinal supérieur qui commence en 55, vers l'apophyse *crista galli*, et qui se termine en 41 vers la protubérance occipitale interne. Il s'élargit en se portant en arrière. On le voit ouvert dans la planche précédente.

48, 47, 46, le sinus longitudinal inférieur.

49, région antérieure de la partie tranchante de la faux, où le sinus longitudinal inférieur ne se trouve point ; il commence en 48.

42, 43, le sinus droit ou quatrième. On voit en 45 le tronc des veines de Gallen coupé. Le sinus droit s'ouvre souvent dans le sinus latéral gauche.

50, 51, le sinus latéral ; en *a*, *b*, *c*, sont les orifices de ces conduits.

78, 75, 76, 77, 70, 67, repli de la dure-mère connu sous le nom de faux. En 54 est une ouverture qui la perce de part en part ; cette structure varie beaucoup. En 46, 49, le long du bord tranchant, la faux est plus mince qu'en haut en 70, 76 ; des fibres ou bandelettes ligamenteuses blanches sont distribuées irrégulièrement sur les deux faces de la faux ; tantôt elles sont disposées en éventail ; tantôt elles sont en mailles ou réseau ; elles sont plus serrées vers le bord supérieur. On les voit en 74, 70, 67, 76, 75. On les re-

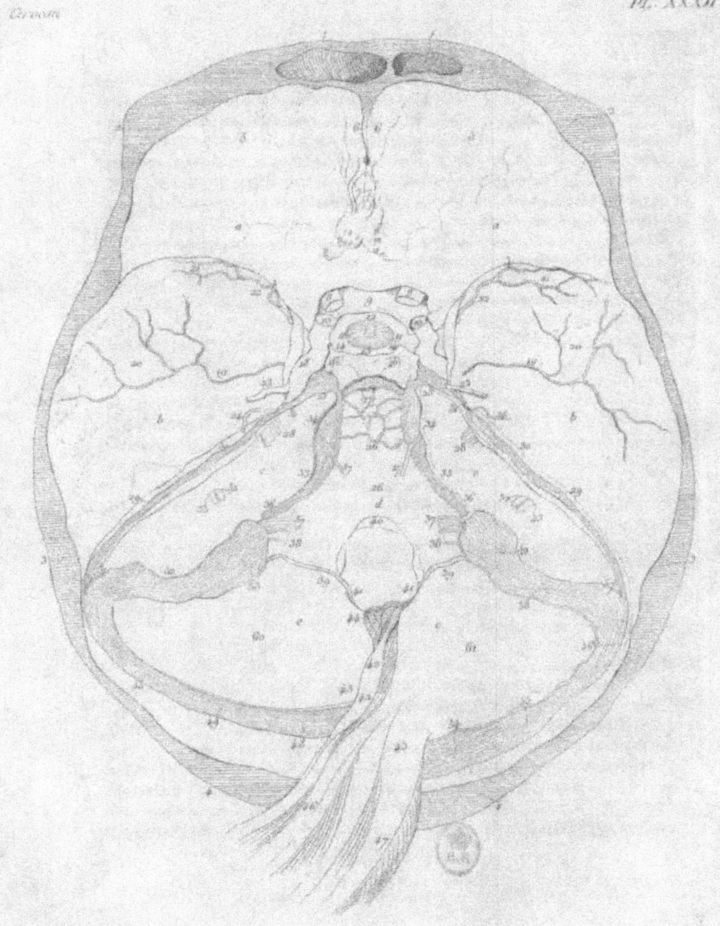

trouve au-dessus et au-delà du sinus en 72, 71, 73 : vers 44, 69, elles s'épanouissent en partant d'un centre commun. Quelques-uns de leurs amas ont une forme pyramidale. Adrien Slevogt a comparé avec raison leur assemblage irrégulier à celui des fibres musculaires de la vessie.

63, 64, 65, la tente du cervelet. La faux s'implante sur la face supérieure et moyenne de ce plancher, et c'est dans le lieu même où ces deux productions se joignent que se trouve entre leurs lames le sinus droit 42, 43. En m 66, n est le bord tranchant d'une portion de la dure-mère qui se continue avec la tente du cervelet. C'est le long de ce bord que passe la quatrième paire de nerfs marquée 16. C'est vers le milieu en 63, 64 que la tente du cervelet est le plus élevée. En 65, 65, c'est-à-dire sur les parties latérales, elle forme un plan incliné, qui se termine au bord supérieur du rocher. Des faisceaux ligamenteux qui se coupent sous différens angles, se voient aussi sur la tente du cervelet en 64. Cette production, ainsi que la faux, est très-tendue.

## PLANCHE XXXII.

Cette planche représente les fosses du cerveau et du cervelet, recouvertes de la dure-mère. Le cerveau et le cervelet ont été précédemment enlevés, afin de mieux faire voir les sinus de la base du crâne. Les autres sinus sont dessinés dans les planches précédentes.

1, 1, 2, 2, 3, 3, 4, 4, coupe horizontale des os du crâne sciés à la hauteur des oreilles.

$a$, $a$, fosses cérébrales antérieures.

$b$, $b$, fosses cérébrales moyennes.

$c$, $c$, fosses cérébrales postérieures.

$d$, fosse ou excavation basilaire.

$e$, $e$, fosses cérébelleuses ou du cervelet.

6, 7, fosse ethmoïdale où sont logés les nerfs de la première paire.

5, 5, voûtes orbitaires.

8, 8, nerfs optiques ou de la seconde paire, coupés.

23, 23, nerfs de la troisième paire ou moteurs des yeux.

24, 24, nerfs de la quatrième paire ou pathétiques.

28, 28, les nerfs trijumeaux ou de la cinquième paire, coupés.

27, 27, les nerfs de la sixième paire ou moteurs externes des yeux.

51, 53, la septième paire qui est composée de deux autres nerfs, savoir de l'auditif et du facial.

57, 57, les nerfs de la huitième paire.

38, 38, le nerf hypoglosse.

59, 59, le nerf accessoire de la huitième paire.

11, 11, la glande pituitaire située dans la fosse qui porte le même nom.

12, la tige pituitaire, *radix pituitaria*, ou l'entonnoir.

10, 18, l'artère carotide dont on voit les différentes courbures, dans la cavité du sinus caverneux, où elle est baignée de sang.

21, 22, veines qui sont situées derrière les ailes d'ingrassias, et parallèlement à la direction de la fente sphénoïdale antérieure ou orbitaire. Cette veine a été considérée par quelques-uns comme un sinus.

19, 20, veines qui rampent dans l'épaisseur de la dure-mère vers le milieu des fosses moyennes du cerveau.

13, 13, 14, 14, 15, le sinus circulaire de la selle turcique. M. Malacarne l'appelle du nom d'*elliptique*. En 13, 9, 15, il est plus étroit qu'en arrière. C'est cette portion que quelques-uns ont nommée le sinus *clinoïdien antérieur*. Les extrémités 13, 14 de ce sinus s'ouvrent dans le sinus caverneux.

23, 23, cavité du sinus caverneux, où l'artère marquée 10, 18, est contenue. Ce sinus s'étend sur les côtés vers 14, 15; il est profond. Diverses petites lames ou filets y sont distribués; il s'ouvre d'une part dans le sinus elliptique et de l'autre dans le sinus pierreux supérieur.

16, 16, apophyses clinoïdes postérieures, dont la forme varie beaucoup. Derrière ces apophyses est creusée transversalement une excavation 17. Le sinus clinoïdien postérieur y est renfermé, et communique d'une part avec le sinus pierreux supérieur et de l'autre avec le sinus occipital antérieur. Sa forme n'offre rien de constant.

25, 51, 30, 29, 57, le sinus pierreux ou pétreux supérieur; il est placé le long de l'angle supérieur et interne du rocher; étroit en 30, 29, il est plus large en 51 et en 57, où il communique en devant avec le sinus caverneux en 51, et avec les sinus latéraux en 57.

54, 55, 56, le sinus pierreux ou pétreux inférieur, ou oblique de M. Malacarne. Il est beaucoup plus court et plus large que le sinus pétreux supérieur. Sa direction est oblique, et il décrit une ligne courbe faisant portion d'un grand cercle. On a cru qu'il s'ouvroit dans le golfe des veines jugulaires, conjointement avec le sinus latéral. Mes observations m'ont appris qu'il est séparé de ce golfe par une pointe osseuse recouverte d'un enduit cartilagineux, et par la huitième paire 57, 58, à laquelle le trou déchiré postérieur donne passage. Ce sinus se dégorge par l'intermède d'une veine que l'on trouve dans la base du crâne, devant la veine jugulaire interne. Il communique avec le sinus caverneux, et avec le sinus occipital antérieur dont il reçoit le sang. Lorsqu'on injecte la veine jugulaire interne pour remplir les sinus, le fluide ne passe dans celui-ci qu'après avoir coulé par le sinus caverneux. Cette structure, qui n'est point d'accord avec les descriptions ordinaires est celle que j'ai observée dans les sujets sur lesquels j'ai fait cette recherche. Vieussens, planche 17, a aussi représenté le sinus latéral et le sinus pierreux inférieur, séparés par un espace remarquable.

54, 55, 56, 57, 58, 59, le sinus latéral ou transverse de Haller, du côté droit.

48, 49, 50, 51, 52, 53, le sinus latéral ou transverse gauche. On peut distinguer deux portions dans ces sinus, dont l'une 54, 55, 56, à droite, et 48, 49, 50, 51, à gauche, s'appuie seulement sur l'os occipital, tandis que l'autre marquée 57, 58, 59, à droite, et 51, 52, 53, à gauche est placée entre l'os occipital et l'os temporal. J'appelle la première la portion occipitale, et la seconde la portion occipito-temporale du sinus transverse. Il aboutit en 57 et 53 au golfe des jugulaires, qui dans la plupart des sujets est plus large du côté droit que du côté gauche. Les sinus transverses ne sont pas également élevés du côté de l'occiput. Ordinairement le sinus droit 54 naît plus haut que le sinus gauche 48.

Parmi les veines qui sont distribuées sur la base du cerveau, et dont en général le volume est assez considérable, la plupart s'ouvrent dans le sinus caverneux et dans les sinus latéraux. Quelques-unes cependant aboutissent aux sinus pierreux inférieurs. Lorsqu'on passe un stilet de l'intérieur des sinus dans la cavité des grosses veines, on voit que presque toutes forment une sorte de sinus particulier, auquel plusieurs veines se réunissent comme à un tronc commun dont la marche est oblique, avant de s'ouvrir dans la cavité des sinus proprement dits. Ainsi, parmi les vaisseaux veineux qui s'élèvent de la face interne des hémisphères du cerveau pour se rendre au sinus longitudinal supérieur, plusieurs font un trajet assez long, soit à côté, soit au-dessous de ce sinus, et quelques-uns se joignent aux veines du côté opposé, avant de s'ouvrir dans cette espèce de réservoir.

26, 26, veines dont quelques-unes sont plus ou moins transversales, et auxquelles on donne le nom de sinus occipitaux antérieurs. Ces veines forment des mailles angulaires dans les intervalles qui les séparent. Elles communiquent surtout avec les sinus pétreux inférieurs.

40, trou occipital. Il est ici plus étroit que dans l'os occipital dépourvu des membranes qui le recouvrent. Ses bords sont rétrécis par la dure-mère, qui descend dans la cavité de la colonne épinière sous la forme d'un entonnoir.

45, 46, 47, dure-mère rejetée en arrière dans la région de l'os occipital.

42, 42, petite faux du cervelet dont elle divise les hémisphères à peu près comme la grande faux le fait à l'égard du cerveau.

44, 45, sinus occipital postérieur. Ce sinus, lorsqu'il existe, est toujours plus ou moins longitudinal. C'est ordinairement à gauche qu'il est situé, et c'est avec le sinus latéral gauche qu'il communique : celui que l'on voit ici a été dessiné sur un sujet âgé de 24 ans qui avoit succombé à une mort violente. Je n'ai jamais vu ce sinus double; souvent je n'en ai trouvé aucune trace. On dit qu'il se divise en deux branches vers le bord postérieur du trou occipital.

Les Anatomistes parlent encore de diverses petites cavités qu'ils ont vues près du trou occipital, et qu'ils regardent comme de petits sinus. Je ne les ai point fait dessiner, parce que je ne les ai jamais observées, et j'aurois gardé le même silence à l'égard du sinus occipital postérieur que j'ai souvent cherché en vain, si je n'avois pas eu occasion de le voir en petit nombre de fois.

FIN DU TRAITÉ DE L'ANATOMIE DU CERVEAU.

# MÉMOIRE

Sur la structure du cerveau des Animaux, comparée avec celle du cerveau de l'Homme.

PARMI les êtres dont l'homme est environné, les uns semblent partager ses plaisirs et ses peines, éprouver des sensations analogues aux siennes, obéir aux mêmes besoins: les autres, insensibles à tout ce qui les approche, n'ayant pas même le plus léger sentiment de leur existence, sont régis par la force générale qui meut la matière.

Se mouvoir, digérer, se nourrir, séparer différens sucs, se reproduire, sont des fonctions que les brutes exercent au moins aussi bien que l'homme; mais la sensibilité est portée, dans ce dernier, à un degré de perfection dont celle des autres animaux n'est pas susceptible.

Il semble, au premier coup d'œil, qu'il suffise d'examiner les viscères de l'homme et ceux des brutes, pour y trouver la raison de cette différence; mais la sensibilité est une fonction tellement supérieure à toutes les autres, et l'on connoît si peu ses rapports avec l'organe auquel elle appartient, que toutes les recherches anatomiques ont été jusqu'ici insuffisantes pour la solution de ce problème.

Si les physiciens s'en étoient tenus à leur ignorance, et surtout s'ils avoient eu la bonne foi d'en convenir, il n'y auroit eu aucun reproche à leur faire; mais, au défaut de connoissances positives, ils ont publié de longues et inutiles dissertations sur l'âme des bêtes, sur son siège, sur le département de chacune de ses facultés; et les meilleurs ouvrages ont été infectés de ces erreurs.

Au milieu de ces préjugés, si l'on consulte l'expérience et la raison, on est forcé d'avouer que tout ce que l'on sait sur les fonctions des nerfs et du cerveau, se réduit à peu près aux trois propositions suivantes:

1°. Le cerveau, le cervelet, la moëlle alongée, la moëlle épinière et les nerfs, sont les organes immédiats de la sensibilité, qui ne peut exister sans eux;

2°. En même temps que les nerfs sont les instrumens des sensations, ils sont aussi ceux dont la volonté se sert pour mouvoir les muscles;

3°. L'action nerveuse établit entre toutes les parties du corps humain auxquelles elle s'étend, une correspondance, une sympathie, qui, réunissant tous les efforts des diverses puissances organiques, maintiennent entr'elles une harmonie déterminée par les impressions reçues et transmises dans tout le système nerveux. Les sensations, le mouvement des muscles et les sympathies des viscères, sont donc les trois principaux effets de cette influence.

En partant de ces principes bien avérés, nous avons essayé de nous élever, non à la connoissance du mécanisme des fonctions intellectuelles, ce que nul physicien n'oseroit peut-être entreprendre, mais à celle de la disposition qui est particulière au cerveau de l'homme, et qui le distingue de celui des animaux dans lesquels la sensibilité a en général moins d'étendue et d'énergie.

J'ai pensé que, pour faire cette comparaison d'une manière utile, il falloit considérer d'abord le cerveau de l'homme; c'est ce que j'ai fait dans trois Mémoires publiés

par l'académie, parmi ceux de l'année de 1781 : j'ai pensé qu'il fallait, après l'avoir
décrit, le comparer avec celui des animaux : c'est ce que je me propose de faire dans
ce Mémoire. Je me suis borné à l'examen du cerveau d'un certain nombre d'individus
pris dans les divers ordres du système animal : j'ai cru que, pour être plus clair, et
pour obtenir des résultats plus faciles à saisir, je devois être précis dans mes descriptions. Les détails qui pourroient manquer ici, se trouveront dans les explications ajou-
tées à ce Mémoire ou dans mon ouvrage sur le cerveau.

Quoique l'on trouve dans le cerveau des quadrupèdes presque toutes les parties qui
se présentent dans celui de l'homme, il y a cependant entre ces deux organes des différences très-remarquables : la principale consiste dans la petitesse des hémisphères
cérébraux, à la partie antérieure desquels on ne voit point le sillon de Sylvius, et qui
ne sont séparés que par une production falciforme très-étroite. Les tubercules quadrijumeaux, la voûte à trois piliers, l'origine de la corne d'Ammon et les corps bordés,
ont au contraire un volume plus considérable que dans l'homme. Il existe à peine dans
les quadrupèdes quelques traces du prolongement postérieur des ventricules supérieurs.
J'ai observé que, dans la plupart de ces animaux, les circonvolutions cérébrales, d'un
côté, ressembloient beaucoup à celles de l'autre, tandis que dans l'homme elles offrent
toujours des différences : la glande pinéale est alongée et plus dure; ses pédoncules sont
plus exprimés; le *septum lucidum*, la membrane médullaire, qui ferme le troisième
ventricule dessus et devant le nerf optique, et celle qui compose la valvule du cerveau,
sont très-minces : les prolongemens latéraux de la commissure antérieure se recourbent
en devant : les couches optiques adhèrent dans une très-grande étendue, et les éminences mamillaires, presque réunies en une dans les ruminans, sont écartées et placées
à peu près comme celles de l'homme dans les fissipèdes. Dans le lièvre, et en général
dans les *glires*, les lobes cérébraux manquent presque tout-à-fait de circonvolutions,
et présentent une voûte unie, ce qui diminue beaucoup en eux la surface de ce viscère.
Les nerfs olfactifs sont un mélange de substance grise et blanche : leur volume est très-
considérable, et ils ont une cavité qui communique, par une ouverture étroite, avec
les ventricules latéraux.

L'entonnoir est très-gros, ainsi que la glande pituitaire; la protubérance annulaire
fait moins de saillie que dans l'homme, et les éminences pyramidales et olivaires manquent presque entièrement.

Le cervelet est principalement composé du *vermis* qui est très-renflé, et dont une
extrémité s'enfonce dans le quatrième ventricule; les parties latérales de cet organe
sont étroites, on n'y trouve point le corps festonné, et la tache noire n'existe point
dans les jambes cérébrales : je crois devoir principalement insister sur la grosseur des
nerfs, qui est excessive; ainsi d'une part, dans l'homme, le volume du cerveau est
plus grand et fournit moins, tandis que de l'autre, dans les quadrupèdes, les nerfs
sont plus volumineux, et correspondent à une plus petite masse de substance blanche.

La perfection de la sensibilité ne paroît pas tenir aux tubercules quadrijumeaux, ni
à la voûte à trois piliers, ni aux couches optiques, ni aux corps bordés, ni aux corps
striés, ni à la glande pinéale, ni à l'entonnoir, ni à la glande pituitaire, puisque plusieurs de ces parties sont plus considérables dans les quadrupèdes que dans l'homme :
les caractères propres à ce dernier sont donc le grand volume des hémisphères, l'étendue des parties latérales du cervelet, le développement du pont-de-Varole, l'existence des éminences olivaires et pyramidales, celle des corps festonnés ou rhomboïdaux, et la grosseur de la masse du cerveau, relativement aux nerfs qui en sortent.

Le cerveau des oiseaux est fait sur un autre plan que celui de l'homme et des quadrapées; il est composé de quatre tubercules paires et de deux impairs; des premiers, qui sont les plus élevés, sortent les nerfs de la première paire ou olfactifs; ces tubercules sont composés de substance cendrée, entrecoupée vers le bas par quelques stries blanches; ils n'ont point de circonvolutions, leur paroi interne est recouverte par une lame médullaire qui en est séparée, dans une partie de leur étendue, par une cavité fort étroite, analogue aux ventricules latéraux: ces deux tubercules sont réunis par deux commissures, dont la postérieure touche au cervelet, et entre lesquelles est le pavillon de l'entonnoir: les deux tubercules inférieurs donnent naissance à un bouton d'où sortent les nerfs optiques; ces tubercules sont posés sur deux lignes divergentes en arrière, dans l'intervalle desquelles se trouvent la protubérance annulaire et le cervelet: les tubercules optiques sont creux, et leur cavité s'ouvre, ainsi que celle des ventricules latéraux, sur les côtés du quatrième ventricule.

On sait que le sens de la vue est le plus développé dans les oiseaux, dont le volume de l'œil égale presque celui du cerveau: le sens de l'odorat est au contraire le plus étendu dans les quadrupèdes; et par une analogie remarquable, les couches optiques des uns, et les nerfs olfactifs des autres, sont également extraves.

Le cervelet des oiseaux est étroit et long; il est entièrement formé de plusieurs petits bourrelets parallèles et horizontaux, de sorte qu'on peut le regarder comme répondant seulement au processus vermiforme. Deux petits renflemens se voient sur les côtés, ses ramifications sont simples, et tout au plus doubles dans quelques-unes de leurs terminaisons; entre le cervelet et les lobes antérieurs il y a une petite production molle, de forme ovale et de couleur grise; la protubérance annulaire est large et peu arrondie, l'entonnoir le sépare du bouton optique, et il n'y a dans la moelle alongée ni éminences olivaires, ni corps pyramidaux. J'ai trouvé, dans la base du cerveau des oiseaux, les neuf paires de nerfs.

La huitième paire a des ramifications très-nombreuses; elle fournit des branches au cœur, au poumon et à l'estomac, et elle communique avec des *plexus* situés derrière le poumon le long de l'épine, et avec ceux du ventre. La cinquième paire est très-étendue, et la quatrième naît, comme dans l'homme, près du cervelet.

D'après cette description du cerveau des oiseaux, il est évident que la nature leur a refusé les grands hémisphères et les circonvolutions, le corps calleux, la voûte à trois piliers, les cornes d'Ammon, les corps bordés, le *tænia semi-circularis*, les tubercules quadrijumeaux, la glande pinéale, les parties latérales du cervelet, les éminences mamillaires, les corps olivaires, les corps pyramidaux, et que les organes qu'elle leur a conservés sont disposés dans un ordre différent de celui qui nous étoit connu.

Parmi les oiseaux de diverses familles, dont j'ai examiné le cerveau, aucun ne m'a présenté des variétés remarquables, et qui s'écartassent assez de la description que j'ai faite, pour mériter une attention particulière. Il n'en est pas de même des poissons; on trouve difficilement, dans leurs différentes classes, deux cerveaux semblables. En général, le cerveau des poissons est composé de plusieurs tubercules dont les antérieurs qui offrent, dans quelques-uns, des incisions ou petites circonvolutions, sont destinés à fournir les nerfs olfactifs. Des moyens, qui sont creux, sortent en devant et en dessous, les nerfs optiques; le tubercule postérieur, qui est toujours fort petit, tient lieu de cervelet: ce dernier, divisé, n'offre qu'une ou deux stries blanches. Une ou plusieurs éminences, placées dans les ventricules optiques, correspondent aux tubercules quadrijumeaux. Le quatrième ventricule communique avec ceux des couches ou corps optiques; l'entonnoir se trouve dans la base, et son pavillon tient lieu de troisième ventricule : les éminences mamillaires sont très-grosses. Les neuf paires de nerfs peuvent être démontrées dans la base du cerveau ; et tout cet appareil excède à peine le volume d'un des yeux de l'animal. La huitième paire se distribue aux ouïes et au cœur.

Dans les poissons anguilliformes, tels que le congre, il y a sept tubercules, dont six paires, et un impair, qui est le cervelet, entre lequel et la moëlle alongée, on découvre un prolongement transversal de substance cendrée. Le quatrième ventricule communique avec les tubercules du troisième ordre, placés devant le cervelet ; et entre ceux du second, il y a une commissure.

Dans le cabillaud, on trouve cinq tubercules, deux olfactifs, deux optiques et le cervelet : les nerfs optiques se croisent ; le cervelet fendu n'offre qu'une seule strie blanche, placée au milieu de la substance corticale ; structure qui est commune à tous les poissons ; et derrière le cervelet est un prolongement transversal de substance grise, comme dans l'ordre précédent.

Dans les épineux arrondis et dans les épineux plats, la structure est à peu près la même que dans les poissons à nageoires molles, si ce n'est que plusieurs ont les quatre tubercules quadrijumeaux comme le brochet.

Les nerfs optiques se croisent dans les poissons épineux, et dans plusieurs de ceux à nageoires molles. Dans le turbot, ces nerfs sont de longueur inégale ; ils sont très-durs, et composés de filamens serrés et nombreux ; et, ce qu'il y a de plus remarquable, c'est que l'aire de ces deux nerfs coupés surpasse celle du tubercule bulbeux d'où ils sortent, et égale presque celle de tout le cerveau.

La description du cerveau des poissons avoit déjà été publiée par le célèbre M. Camper : les observations que j'ai faites sur des poissons différens de ceux qu'il a disséqués, sont d'accord avec les siennes ; il n'y a qu'un seul point dans lequel je ne suis point du même avis que cet illustre anatomiste. Je ne pense pas avec lui que l'on doive regarder comme un corps calleux la jonction supérieure des tubercules optiques, ni comme des ventricules latéraux, les cavités de ces mêmes tubercules ; et je me fonde, 1°. sur ce que la réunion supérieure des couches optiques des poissons, se borne à ces corps, et n'intéresse point le reste du cerveau ; 2°. sur ce que, dans les oiseaux, ces mêmes corps ont des cavités, quoiqu'il y ait des ventricules latéraux.

Le cerveau des poissons est donc principalement composé des tubercules olfactifs et des optiques ; le reste de ce viscère, qui est très-rétréci, devant suffire aux autres fonctions nerveuses, il est facile de sentir combien elles sont bornées.

On a pu s'apercevoir que le cerveau des poissons est, comme celui des oiseaux, formé de tubercules différemment groupés. La structure de cet organe est à peu près la même dans les amphibies et dans les reptiles, où il est encore moins volumineux. Dans la vipère et dans la grenouille, il est composé de deux tubercules olfactifs, de deux optiques, d'un cervelet d'une petitesse excessive, et qui ne forme presque qu'un point ; dans la vipère, une protubérance, placée devant le cervelet, tient lieu des tubercules quadrijumeaux. Le quatrième ventricule communique avec les ventricules optiques ; l'entonnoir et les nerfs sont disposés à peu près comme dans les poissons.

Dans les insectes et dans les vers, le cerveau est composé seulement de quelques petits lobes sans cervelet ; ils sont placés sur l'œsophage, ou même au-dessus de l'estomac, et plusieurs muscles sont destinés à les mouvoir. Les nerfs optiques, pour s'accommoder à ce déplacement, sont disposés en spire ; la moëlle épinière est formée, dans son principe, de deux cordons parallèles et écartés l'un de l'autre, et chacun de ces cordons est composé de tumeurs ganglio-formes, d'où sortent des nerfs qui en sont

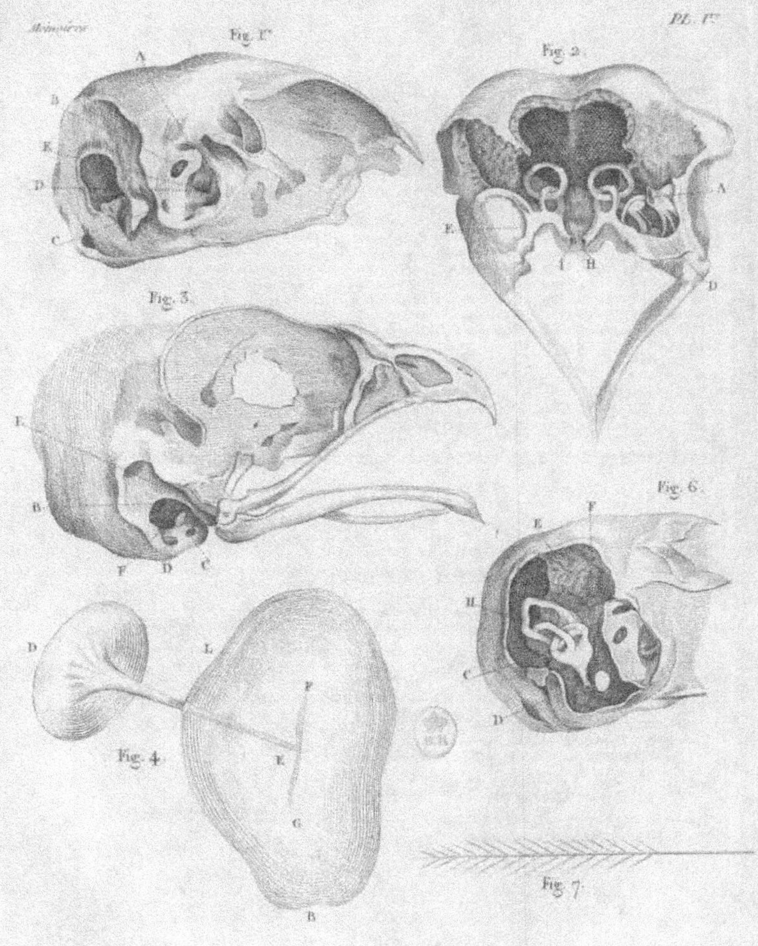


PL. 1.
Fig. 1.
A
B
E
D
C
N
Fig. 2.
E
A
D
I H
Fig. 3.
F
B
A
F D C
Fig. 6.
E F
H
C
D
D
L
Fig. 4.
F
E
G
B
Fig. 7.

eux-mêmes dépourvus. J'ai fait voir que dans l'homme, la moëlle épinière peut être également divisée en deux parties latérales très-distinctes.

Pour donner une idée des conséquences qui peuvent être déduites de mes observations, j'en ferai l'application suivante.

Ne pourroit-on pas dire, par exemple, qu'en supprimant dans le cerveau de l'homme les grands hémisphères, le corps calleux, le *septum lucidum*, la voûte à trois piliers, les cornes d'Ammon et leurs annexes, la glande pinéale et ses pédoncules ; en composant le cervelet d'une ou deux stries fort courtes ; en plaçant sur deux lignes parallèles, dirigées de devant en arrière, les corps striés très-rétrécis, les couches optiques creusées d'une cavité et réunies par leur partie supérieure ; en aplatissant la protubérance annulaire, et en réduisant toute cette masse à un très-petit volume, le système nerveux de l'homme seroit alors le même que celui des poissons ou des amphibies : de même, en plaçant en dessus les corps striés, et en les renflant plus que dans les poissons ; en portant les couches optiques en dessous, en les écartant et en les excavant, toutes les parties dont il a été question restant d'ailleurs supprimées, le cerveau de l'homme ressembleroit à celui des animaux. Enfin, avec d'autres changemens plus faciles à déterminer, il seroit conformé comme celui des quadrupèdes.

Pour donner plus de poids à ces applications, il est important de remarquer qu'en considérant les organes nerveux dans toute l'étendue de la chaîne, depuis l'homme jusqu'aux reptiles, on aperçoit toujours les traces du même système qui va toujours en décroissant, les brutes ne présentant aucune partie dont l'homme ne soit pourvu, et celui-ci en ayant plusieurs qui leur manquent.

# EXPLICATION

### DES QUATRE DERNIÈRES PLANCHES. (1)

## PLANCHE PREMIÈRE.

*Fig. I.* A, D, C, trois ouvertures qui conduisent au tissu cellulaire osseux.
B, E, ouvertures qui communiquent avec le labyrinthe et l'orifice de la trompe d'Eustache.

*Fig. II.* H, I, D, conduit droit.
A, conduits demi-circulaires.
E, tissu spongieux de l'os, dont les cellules communiquent entre elles.

*Fig. III.* E, B, F, D, C, les ouvertures du tympan et la saillie transversale que l'on trouve dans cette cavité, chez plusieurs oiseaux.
B, E, ouvertures qui donnent passage aux nerfs auditifs.

*Fig. IV.* L, B, membrane du tympan.
D, E, l'osselet ou collumella. F, G, ses deux branches.

(1) *Voyez* le volume de planches.

*Fig. V.* E, F, cellules communicantes. H, C, renflement des conduits demi-circulaires. D, conduit droit.

*Fig. VI.* L'une des plumes qui environnent le conduit auditif.

## PLANCHE DEUXIÈME

*Fig. V.* E, B, ouvertures qui traversent les nerfs auditifs.

F, A, D, autres ouvertures qui donnent passage à des nerfs.

*Fig. VIII.* Osselet de l'ouïe isolé dans la tortue.

*Fig. IX.* E, D, l'osselet précédent en place, et tenant à la membrane de tympan.

*Fig. X.* La membrane du tympan dans la tortue.

*Fig. XI.* D, E, D, E, osselets de l'ouïe, isolés du caméléon.

*Fig. XII.* Le même osselet occupant sa place dans l'organe de l'ouïe, en G.

## PLANCHE TROISIÈME

*Fig. I.* O, P, Q, vaisseaux de la poche.
F, G, H, cette poche vue en devant. U, D, D, os hyoïde. L, trachée-artère.
K, lobe de la glande tyroïde. B, C, langue du mandrill.

*Fig. II.* Cette figure présente la poche du larynx du singe-hurleur, vue de côté.
Depuis A jusqu'à B, espace étroit, alongé et horizontal de la face supérieure de la poche.
C, dépression latérale de la face supérieure.
Depuis D jusqu'à E, face inférieure, arrondie, inégale et poreuse.
F, échancrure placée au haut et à un des côtés de l'ouverture.
G, vue des petites facettes placées au haut et sur le côté de la face postérieure.
H, ouverture qui mène à la cavité de la poche.

*Fig. III.* Cette figure représente le larynx du chien : il a été ouvert longitudinalement pour voir l'intérieur.
A, B, os hyoïde. C, épiglotte qui est triangulaire. D, ligamens inférieurs de la glotte. F, G, ventricules. K, partie moyenne de l'épiglotte. L, M, crochets formés par l'épiglotte et les ligamens inférieurs. H, I, trachée-artère.

*Fig. IV.* On voit dans cette figure le larynx du chat. A, B, os hyoïde. E, l'épiglotte. H, I, la glotte. E, D, F, G, représente les ligamens inférieurs de la glotte et deux petites membranes placées au-dessus, et qui frémissent aisément.

*Fig. V.* Elle offre le larynx du lapin : il a été ouvert pour voir l'intérieur. A, l'épiglotte. B, petits corps arrondis, placés au bas de l'épiglotte du lapin. C, D, ventricules et ligamens inférieurs de la glotte. E, la trachée-artère.

*Fig. VI.* Elle présente le larynx du phoque dans l'état naturel. A, la langue, qui

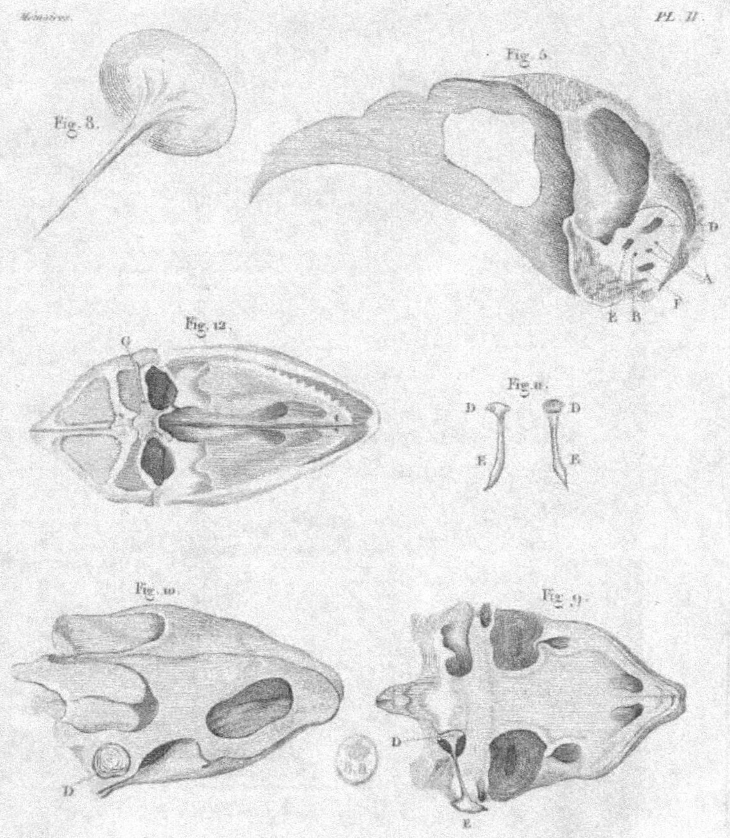
Fig. 8.
Fig. 5.
D
A
F
E B
Fig. 12.
G
Fig. 11.
D D
E E
Fig. 10.
D
Fig. 9.
D
E

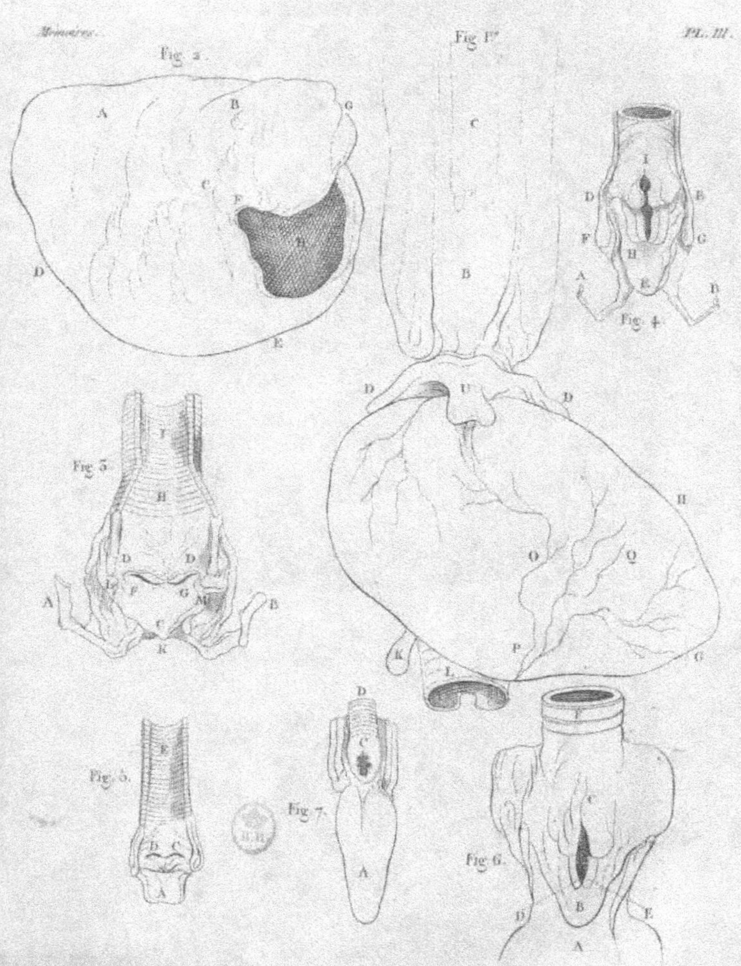

Mémoires.
Fig. 2.
Fig. I.
Pl. III.
A
B
G
C
F
H
D
E
C
F
B
Fig. 3.
Fig. 4.
I
D
B
F
G
H
A
E
B
Fig. 5.
F
H
D
D
A
L
F
G
M
B
C
K
D
U
D
H
O
Q
K
P
G
L
Fig. 6.
E
D
C
A
Fig. 7.
C
V
A
Fig. 6.
c
D
B
E
A

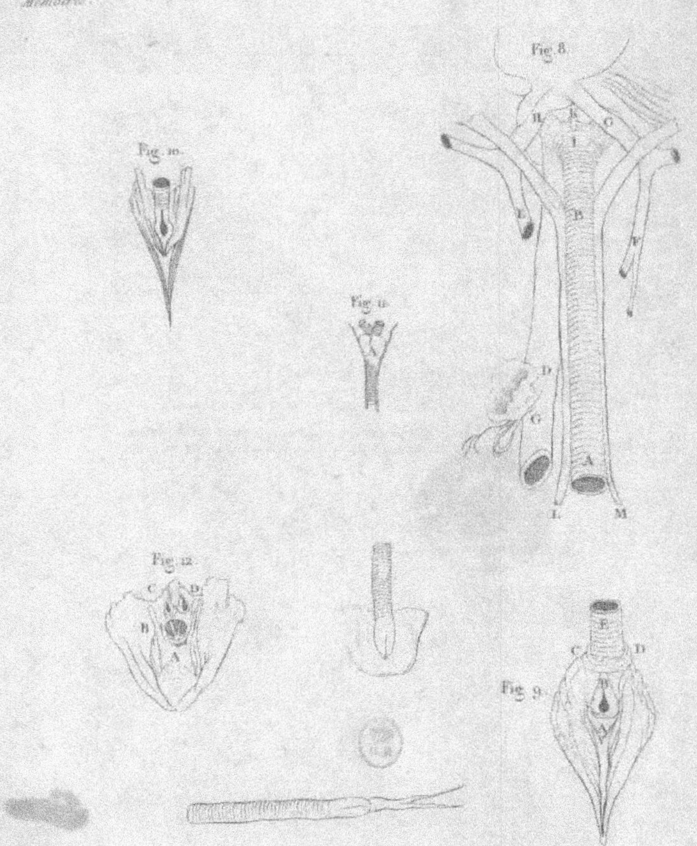
Fig. 8.
Fig. 10.
Fig. 11.
Fig. 12.
Fig. 9.

est très-grande. B, épiglotte. B, C, la glotte. E, D, les ligamens inférieurs ou cordes vocales, qui sont très-près des lèvres de la glotte. F, la trachée-artère.

*Fig. VII.* Larynx de la chauve-souris-vampire de l'île Sainte-Hélène à nez simple et long. A, langue. B, saillie très-peu considérable, tenant lieu d'épiglotte. B, C, glotte ovale et comme festonnée. D, la trachée-artère.

## PLANCHE QUATRIÈME.

*Fig. VIII.* Trachée-artère du dinde. A, B, trachée-artère. C, œsophage. D, endroit où étoit la poche et qui a été lié. E, F, G, H, artères. I, nœud; où est la partie inférieure du larynx. K, trou situé entre les deux bronches. L, M, deux muscles placés le long de la trachée-artère.

*Fig. IX.* La glotte du pigeon. A, B, la glotte. C, D, pièces comme frangées ou hachées, qui accompagnent la langue et la glotte de plusieurs oiseaux. E, la trachée-artère.

*Fig. X.* Cette figure offre la glotte du rossignol ; sa forme y est dessinée en grandeur naturelle ; derrière, sont les pièces hachées ou frangées.

*Fig. XI.* Larynx de l'alouette, qui donnera une idée de cet organe, vu en dehors, dans tous les petits oiseaux ; on y voit la trachée-artère, ses deux muscles longitudinaux, les bronches, et en A, un muscle qui recouvre l'organe vraiment sonore.

*Fig. XII.* Dans cette figure, on voit ces parties en grandeur naturelle. A, la langue. B, l'ouverture du larynx dans lequel sont les cordes vocales. C, D, les bronches qui sont très-courtes.

FIN.

# TABLE.



FIN DE LA TABLE.


De l'Imprimerie D'A. ÉGRON, rue des Noyers, n°. 49.